주검이 말해주는 죽음 屍活師

주검이 말해주는 죽음 屍活師

초판 1쇄 인쇄   2009년 12월 5일
초판 1쇄 발행   2009년 12월 10일

지은이 ㅣ 문국진
발행인 ㅣ 정상우
편집 ㅣ 기획출판 서재(070-8853-8840)
발행처 ㅣ 오픈하우스
출판등록 ㅣ 2007년 11월 29일(제13-237호)
주소 ㅣ 서울시 마포구 서교동 465-18번지(121-841)
전화 ㅣ 02-333-3705 팩스 ㅣ 02-333-3745

ISBN 978-89-93824-24-7 (03510)

* 잘못된 책은 바꾸어 드립니다.
* 값은 뒤표지에 있습니다.
* 저자와의 협의에 의해 인지를 붙이지 않습니다.

ⓒ 문국진, 2009

Moon's
Forensic
Thanatology 1

문국진 지음

법의학자의 죽음에 관한 고찰

주검이 말해주는 죽음 屍活師
시활사

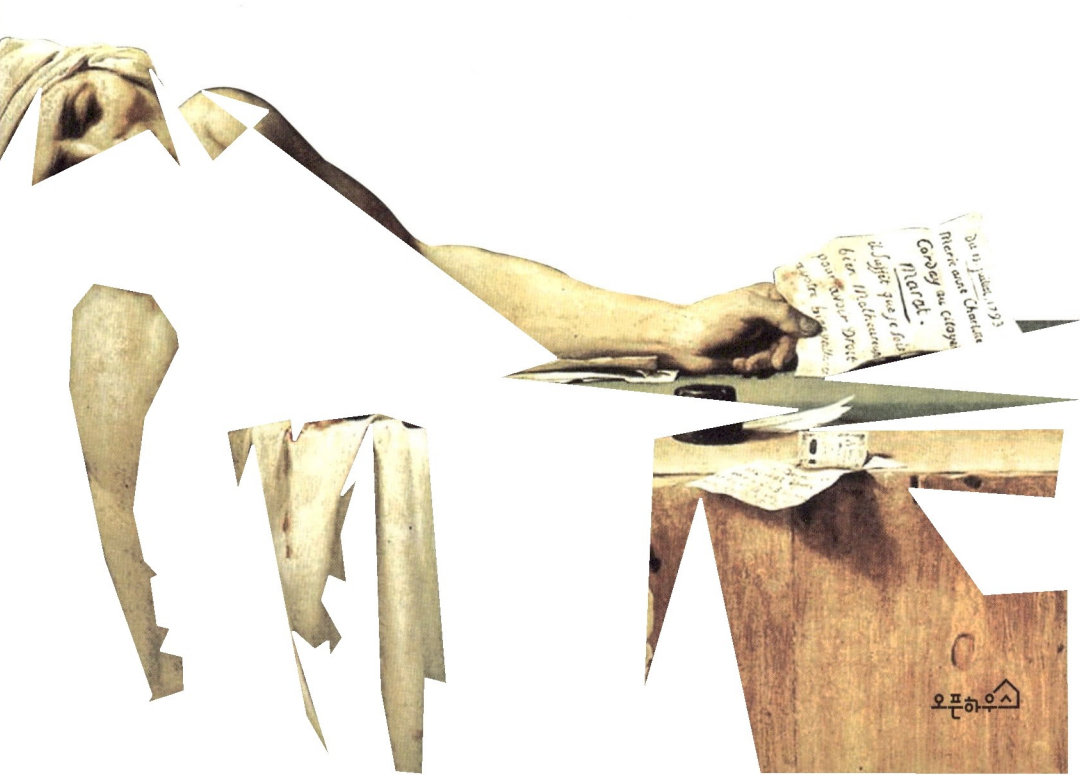

책을 열며
인생의 아름다운 마무리를 위하여

　오랫동안 사람들은 죽음이 이 세상과 영원한 이별을 고하고 인생의 모든 것이 부정되는 순간으로서, 슬픔과 어두운 공포만을 안겨주는 대상으로 생각해왔다. 특히 우리나라 사람들은 평상시에는 예의나 체면 때문에 내면을 감추고 있다가 위급한 상황이 되면 준비 없이 내면을 드러내는 경향이 있어서, 불치의 병에 걸려 죽음이 목전에 왔다는 것을 알게 되어서야 자신의 깊은 곳에 자리하고 있던 내면의 소리에 귀를 기울인다.

　죽음이 닥치면 사람은 일단 자신의 죽음을 부정한다. 왜 하필이면 나에게 이런 일이 닥친단 말인가? 하고 어이없어하며 그래도 자신은 죽지 않을 것이라고 부정한다. 이것은 곧 분노로 변하고 그 분노가 억울하다는 생각으로 바뀌면서 하는 수 없이 죽음을 받아들이는 것이 죽음을 수용하는 사람들의 일반적인 내면 태도이다.

　그래서 우리는 평상시에 죽음의 순간을 상상해보고 그 시점에 어떤 모습으로 어떻게 죽음을 맞을 것인지, 그리고 시신은 어떻게 처리되기를 원하는지 미리 고민해볼 필요가 있다. 특히 현대 사회와 같이 언제 어떤 사고가 닥칠지 모르고 어떤 질병에 걸려 갑자기 죽음과 맞닥뜨릴지 모르는 상황에서는 죽음을 생각하고 토론하며 죽음을 준비하는 것을 배우는 성숙한 분위기가 요구된다.

유명한 선현先賢들은 저서에서 한결같이 항시 죽음을 기억하라는 의미의 '메멘토 모리Memento mori'를 강조하고 있다. 왜 선현들은 하필이면 죽음을 항상 생각하며 생활할 것을 권하고 강조한 것일까? 사실 저자도 예전에는 이 말의 참뜻을 실감나게 이해하지 못했다. 그러나 의사가 되어 다양한 사람들의 죽음을 대하면서, 사람들이 죽음을 앞두면 생전에 지녔던 욕망이 사라지고 순수한 인간 본연의 자세로 돌아가는 것을 목격하면서 메멘토 모리에 대해 생각하기에 이르렀다. 살아 있을 때 그렇게도 돈을 많이 벌기 위해 노력하던 부자들도 죽음에 이르면 돈을 더 벌겠다는 의욕은 씻은 듯이 사라지고, 더 높은 벼슬을 탐내던 벼슬아치들도 지위에 대한 욕망이 사라진다. 그뿐인가. 영화를 누리던 유명인들도 더 큰 명예보다는 어떻게 하면 편안하고 행복하게 죽음을 맞이할 수 있을 것인가에 집착하는 모습을 보인다.

이렇게 죽음에 직면하면 누구를 막론하고 그동안 행복의 지표로 삼았던 금전, 재물, 지위, 명예 등이 자기를 행복하게 해준 것이 아니라는 것을 비로소 뼈저리게 깨닫는 모습을 지켜보면서 죽음은 짧은 시간 안에 사람의 마음을 발효하고 성숙시킨다는 것을 알게 되었다. 인생의 아름다운 끝마무리가 지나온 삶만큼이나 중요하다는 것을 절실히 느끼게 하는 것이다.

저자는 좀더 실감 있게 '메멘토 모리'에 다가갈 수 있는 게 없을까 생각하다가 '시활사屍活師'라는 옛말을 떠올렸다. 시활사는 죽음에 대해서는 주검(시체)이 모든 것을 가르쳐주는 산 스승이라는 뜻이다. 주검은 나뭇잎의 주검인 낙엽을 비유하여 설명하면 이해가 빠를 듯하다.

나뭇잎은 자기의 사명과 책임을 다할 때까지는 결코 나뭇가지에서 떨어지지 않는다. 여름날 아무리 심한 폭풍이 불고 폭우가 쏟아져도 악착같이 가지에 매달려 무서운 집착력을 보이는 것이다. 그러다 가을이 되어 자기의 사명을 다하였다 싶으면 누가 시키지 않아도 스스로 높은 나뭇가지에서 몸을 던져 낙엽이 된다.

이렇게 땅에 떨어진 낙엽은 이듬해 봄에 돋아날 새싹을 위해 자기의 몸을 완전히 녹여 거름이 되어 없어진다. 따라서 낙엽은 우리에게 때를 알리고, 사명의 한계를 알리며, 그리고 남을 위해 몸을 바쳐야 할 때가 되면 기꺼이 희생하는 지혜와 자연의 섭리를 가르쳐주는 위대한 자연의 스승이기도 하다.

이런 낙엽 같은 현상은 살아가는 동안 우리 몸속에서도 일어난다. 우리 몸은 육안으로는 보이지 않는 작은 세포들로 구성되어 있다. 이 세포들은 마치 낙엽처럼 우리에게 자연의 섭리를 전달하고 가르치는 역할을 한다. 이러한 현상을 의학에서는 세포사멸apoptosis 또는 세포자살이라고 한다.

자의식이 없는 세포가 낙엽처럼 자살한다는 사실은 매우 놀랍다. 그러나 세포자살 현상은 우리 몸에서 매일같이 일어난다. 자살을 선택하는 이유가 '희생 정신' 때문이라는 사실을 알게 되면 더욱 놀라지 않을 수 없을 것이다. 그리고 그 세포의 주인인 사람이 그것을 모르고 있다는 사실에 부끄러움을 느낄 것이다. 따라서 우리 몸을 구성하는 세포의 생각과 행동을 이해하면 스스로 사생관死生觀을 정하는 데 도움이 될 것이라고 생각했다.

시활사가 우리에게 전하는 또 하나의 중요한 메시지가 있다. 만일 사람이 죽지 않고 영원히 산다면 어떻게 될까? 귀중한 것 따위는 없어지고, 목적이나 욕망도 생각할 필요가 없게 되며, 일에 전력투구하거나 누군가를 진지하게 사랑하는 일 따위는 생기지 않을 것이다. 결국 생명은 내용과 의미를 잃게 된다. 즉 종말을 의식하기 때문에 미래에 대한 목표를 설정하고 그것을 이루기 위해 노력하며 살아가는 기쁨과 즐거움을 깊이 새길 수 있는 것이다. 죽음이 있는 유한한 인생이기 때문에 삶이 의미가 있다는 것을 시활사 개념은 전하고 있다.

죽음이 존재하는 한, 죽음에 대한 관심은 과거에도 그랬고 현재나 미래에도 변함없이 계속될 것이다. 그래서 저자는 죽음에 대한 옛사람들의 생각을 정리하고, 현재 죽음이 어떻게 다루어지는지, 그리고 미래의 과제는 무엇인지 살펴보고자 한다.

옛사람들은 일상생활에서 죽음의 문제를 생각하기를 꺼리고 가능하면 불로장생의 삶을 살고자 했다. 또 죽음에 관심이 있는 사람이라도 죽음이 삶에 부여하는 의미보다는 사후세계에 더 관심을 쏟았다. 그러던 것이 과학이 발달된 현대사회에 이르러서는 죽음의 정의부터 많이 달라졌다. 의학적 관점에서는 심폐기능설에서 뇌사라는 또 하나의 죽음이 인정되면서 주검에서 장기를 받아 치료용으로 사용하는 장기이식이 등장했다. 또 죽음에 따르는 고통을 덜어주는 안락사, 불치의 병으로 죽음에 들어섰을 때 무의미한 연명 치료를 중단하고 사람의 존엄성을 유지하며 죽고 싶다는 존엄사 등 죽음을 둘러싼 새로운 문제도 등장했다. 죽음의 미래에 대해서는 사후세계의 문제를 중심으로 주검 관리의 변화 등을 살펴보았다.

저자는 법의학자로서 평생을 지내오면서 많은 죽음과 주검을 대해왔고 과학적인 입장과 예술작품을 통해 죽음에 대해 이해하려고 노력해왔다. 이런 경험을 이 책 한 권에 정리했다. 이 책이 독자 여러분이 자신의 인생에서 죽음의 참의미를 한순간만이라도 생각해보는 계기가 될 수 있다면 더할 나위 없는 기쁨일 것이다.

이 책을 펴내는 일을 기쁜 마음으로 맡아준 오픈하우스 사장님과 편집부 직원 여러분의 노고에 심심한 감사를 올린다.

2009년 11월
여의도 지상재(知床齋)에서
度想 文國鎭

차 례

책을 열며 _ 4

1. 죽음의 본질과 옛사람들의 생각
자연의 흐름과 생명 _ 14
유전자 시나리오 속의 인생 _ 18
의식의 죽음과 육체의 죽음 _ 22
종말이 있기에 욕망도 생긴다 _ 25
영혼불멸사상과 사후세계를 향한 염원 _ 29
권력과 영광이 죽어서도 지속되길 바라다 _ 35
죽음에 대한 수용과 반발 _ 41
마카브르와 바니타스에서 부활하는 죽음 _ 45
불로장생을 원하는 인간의 욕망 _ 51

2. 그림과 문신에 나타난 삶과 죽음의 위상
죽음은 인생의 완성이며 환원 _ 56
낙엽이 다시 삶이 되듯이 _ 59
죽음을 형태로 표현한 화가 _ 64

문신, 몸을 캔버스로 사용하다 _ 73
　　문신으로 기억하는 메멘토 모리 _ 78
　　문신에 나타나는 에로스와 타나토스 _ 82
　　그림 속에 등장하는 죽음의 위상 _ 88
　　　└ 법의학자의 청진기 {스스로 죽음 앞으로 걸어간 소크라테스} _ 95
　　우리는 어디서 와서 어디로 가는가 _ 100

3. 의학에서 다루어지는 죽음

　　육체의 죽음은 인생의 과정 _ 108
　　　인생에는 부분사라는 죽음도 있다 _ 108 | **죽음을 수용하는 태도** _ 111 | **죽음에 대한 다양한 의사표시** _ 114
　　의학에서의 죽음의 개념 _ 117
　　　죽음에 대한 판정 _ 117 | **죽음을 판정할 때 흔들리기 쉬운 일들** _ 118 | **너무 빠른 사망 판정으로 되살아나는 주검** _ 123
　　　└ 법의학자의 청진기 {생과 사가 나뉘는 1분} _ 126
　　뇌사, 또 하나의 죽음 _ 128
　　　활기를 얻고 있는 뇌사설 _ 128 | **심폐사와 뇌사의 관계** _ 129 | **뇌사의 판정 기준** _ 131
　　존엄, 자비라는 이름의 안락사 _ 135
　　　안락사란 무엇인가 _ 135 | **안락사의 정의, 유형 및 윤리적 평가** _ 138 | **자비사** _ 142
　　　└ 법의학자의 청진기 {반고통사를 택한 프로이트 박사} _ 149

무의미한 연명 치료 중단 _ 151
  └ 법의학자의 청진기 {객사와 안락사} _ 154

4. 무언의 메시지 – 죽음에 나타나는 신기한 현상

사후현상 – 죽음은 죽어서도 말한다 _ 160
  사후현상이란 무엇인가 _ 160 | **사후시간과 체온 저하** _ 161
  └ 법의학자의 청진기 {시체 체온이 올라 일어난 소동} _ 166
  시반이 말해주는 진실들 _ 168
  └ 법의학자의 청진기 {시체는 인력의 법칙에 따라 얼룩이 진다} _ 169
  시반이 사인을 말해줄 때가 있다 _ 171 | **사후경직과 즉시성 시강** _ 175 | **부패 가스로 생겨나는 인간 풍선** _ 177
  └ 법의학자의 청진기 {물에 빠진 사람은 검부러기라도 잡는다} _ 178
  법의학과 기이한 알주머니 _ 182
  └ 법의학자의 청진기 {죽어서도 아이는 낳는다?} _ 187
  └ 법의학자의 청진기 {완전 범죄는 가능한가?} _ 190

임사현상 – 죽음의 이미지 체험 _ 193
  임사현상이란 무엇인가 _ 193 | **임사현상과 의식** _ 197
  └ 법의학자의 청진기 {죽음을 부른 쾌락} _ 202
  임사현상 체험자와 초능력 _ 205 | **임사현상에 대한 몇 가지 설명** _ 208
  └ 법의학자의 청진기 {'쾌락의 동산'이라는 이름의 환상 세계} _ 212

5. 죽음 이후의 죽음

사후의 생, 사후의 자기 _ 220
미라에 담긴 영생과 부활의 믿음 _ 223
  ㄴ 법의학자의 청진기 {새튼이라는 이름의 미라} _ 226
살아 있는 모습으로 영원히 잠들다 _ 228
  ㄴ 법의학자의 청진기 {혁명가 마라와 그림으로 미화된 죽음} _ 230
엠발밍 복원 성형 기술 _ 234
우리는 지구촌에 산다 _ 236
현대인의 영생을 향한 소망 _ 240

책을 접으며 _ 245
덧붙이는 글 _ 249
참고문헌 _ 257
찾아보기 _ 260

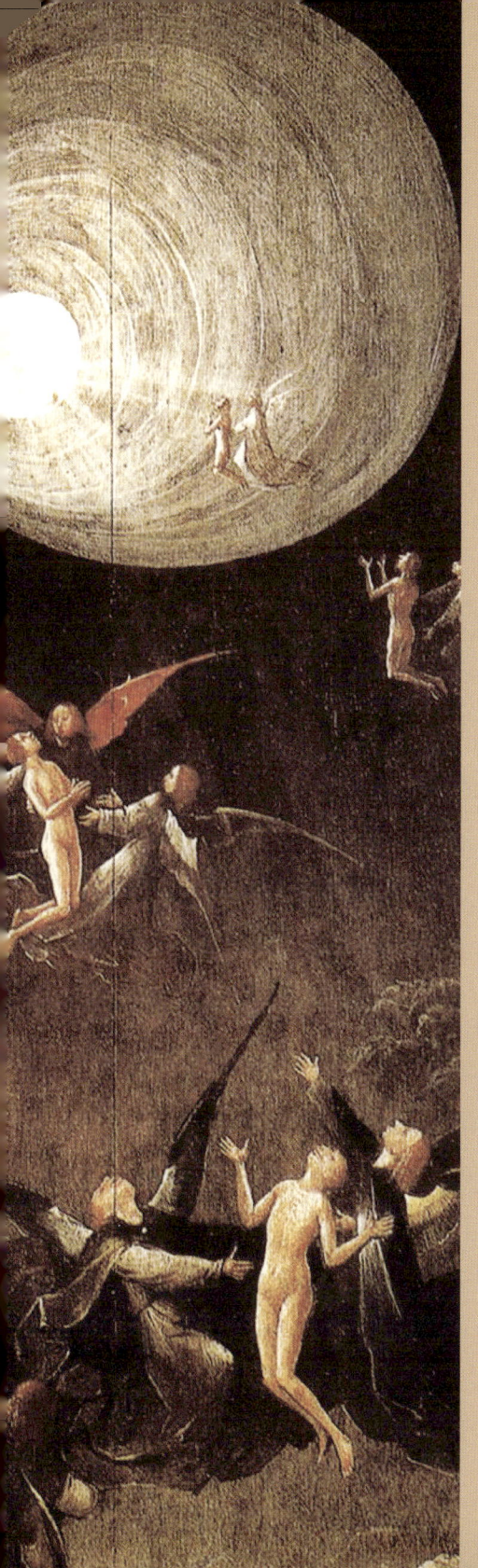

1
죽음의 본질과 옛사람들의 생각

자연의 흐름과 생명

　도시에서 복잡한 생활을 하다 어쩌다 시간을 내어 시골의 한적한 산마루에 올라 쉴 새 없이 유유히 흐르는 강물을 보고 있노라면 도시의 사람들과 흐르는 강물 사이에는 무언가 공통점이 있음을 느낀다. 강물의 흐름은 뒤에서 오는 물이 앞서가는 물을 뒤따르는 것인지, 뒤의 것이 앞의 물을 미는 것인지 알 수 없이 끊임없는 흐름을 만들고 있다. 도시의 한복판을 분주하게 활보하는 사람들도 100년 후면 모두가 자취를 감춘다. 하지만 새로운 사람들이 뒤따르는 것인지 밀어내는 것인지 알 수 없지만, 물의 흐름처럼 새 사람으로 바뀌면서 끊임없이 흐른다는 공통점이 있다.
　더 나아가 인간을 생명에만 중심을 두고 생각한다면 생명도 분명 하나의 흐름이며 과정이라는 것이 느껴진다. 이 과정에서 그 시작과 끝을 엄격하게 규정하려다보면 자연 복잡한 생각에 말려들게 된다.
　편의상 수정란受精卵의 탄생을 인간의 시작으로 본다면, 그 전단계의 정자나 난자도 생물학적으로는 엄연히 생명이 있는 살아 있는 세포이다. 그것들은 아버지와 어머니로부터 유래되고 또 그 전단계인 한 쌍의 할아버지와 할머니에서 유래된다. 그 과정은 전부 살아 있는 세포로 매개되기 때문에 생명은 연속적인 흐름이고 그 근본을 거슬러올라가면 40억 년 전 생명의 기원에 도달하게 된다.

결국 우리는 물질 진화의 산물이며 우리 몸도 끊임없는 물질의 흐름에 의해 성립되었다고 할 수 있다. 수정受精되었을 때 가지고 있던 물질은 아마 DNA를 구성하는 분자를 제외하고는 거의 남아 있는 게 없을 것이다. 즉 우리 존재는 흐름에 생기는 소용돌이 같은 것이다. 강물의 흐름은 끊임없이 흐르면서 변하나 같은 곳에 다다르면 똑같은 소용돌이가 발생한다. 그 소용돌이가 바로 우리가 아닌가 생각된다. 강수량이 적을 때는 소용돌이가 생기지 않고, 사라졌던 소용돌이도 물의 양이 늘면 또 생겨난다. 어디가 시작이고 어디가 끝인지 알 수 없는 소용돌이처럼 말이다.

소용돌이에 관한 재미있는 전설이 떠오른다. 뉴질랜드의 마오리족은 소용돌이spiral는 에너지의 흐름을 나타내기 때문에 불사不死의 중심이 된다고 생각했다. 이런 믿음은 오늘날까지도 전해내려와 몸 특히 얼굴에 소용돌이 문신을 새긴다. 전설에 의하면 죽은 뒤에 혼은 몸에서 분리되어 마귀할멈과 만나게 되는데 마귀는 소용돌이 문신이 새겨져 있던 몸에서 나온 혼에게는 '생명의 땅maura을 지나 불사의 땅bauro으로 가라' 는 주문으로 혼의 눈을 뜨게 하여 불사의 땅으로 편히 가게 하지만, 소용돌이 문신이 없는 데서 온 혼은 그 눈알이 파먹히고 장님이 되어 불사의 땅을 찾지 못한다고 한다. 그래서 마오리족은 소용돌이 문신을 얼굴, 어깨,

엉덩이 등에 새긴다. 이런 전설에서 유래하여 문신에서 소용돌이는 불사를 나타내는 의미로 통용되고 있다.

의식뿐만 아니라 생물로서의 인간 존재도 마찬가지이다. 화장 火葬만 하지 않으면 육체의 분해는 언제까지나 계속된다. 생물학적 개성을 규정하는 DNA의 염기

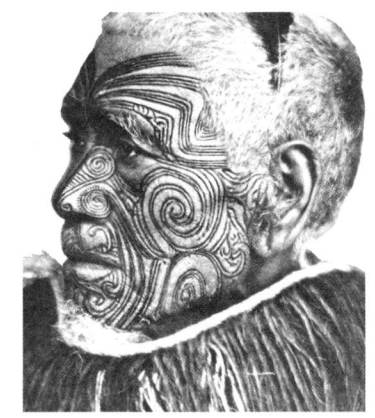

불사를 상징하는 소용돌이 문신을 얼굴에 새긴 마오리족

배열은 '사망' 후 10만 년이 지나도 화석 속에 남는 경우가 있다. 이렇게 보면 '삶' 과 '죽음'은 연속적인 흐름의 과정인데 인간이 편리를 위해 임의로 잘라낸 것이 '삶'이고 '죽음'이라는 생각이 든다. 그러고 보면 이런 생각을 하게 해준 강물의 흐름이 그렇게 고마울 수가 없다.

인간의 삶의 출발점을 어디에 둘지는 시대와 문화에 따라 다르다. 예를 들어 영아 살해를 윤리적으로 수용했던 사회가 있었는가 하면, 임신중절(낙태)을 허용하는 사회도 많다. 사람이 죽는 시점의 기준도 마찬가지로 시대와 문화에 따라 달라진다.

종교가 선진국에서 급속히 영향력을 잃어가는 것은 현실생활이 풍요로워지고 그 나름대로 사람들이 행복해져서, 근대적 자아가 출현하기 이전인 1500년쯤 전에 형성된 '사후세계'에 사람들이 매력을 느끼지 않게 되었기 때문이 아닌가 생각된다. 아프가니스탄이나 이라크 같은 나라의 오지에서 아직도 오래된 종교가 큰 힘을 발휘하고 있는 것도 같은 맥락

에서 생각해볼 수 있다.

　현대인은 고려시대나 조선시대의 사람들에 비해 평균수명이 대략 3~4배가 되어 평균 잡아 인생을 3배만큼 길게 즐기고 있는 셈이다. 그렇지만 설령 100년이라는 긴 수명도 짧은 수명을 가진 사람에 비해 상대적으로 길다는 것뿐이다. 우주 시간의 길이에 비하면 인간이 태어나기 이전 시간과 사후 시간이 훨씬 더 길며 인생은 순간의 사건에 지나지 않는다.

　그래서 본질적으로는 인생은 그 길이가 아니라, 얼마나 충실한지 여부가 중요할 것이다. 단명이 결코 불행하다고 할 수 없고, 장수가 곧 행복이라고도 할 수 없다. 단명과 장수는 통계학적으로 말할 수 있는 것일 뿐이다. 평균수명이 80세인 사회에서 20세에 죽은 사람은 틀림없이 단명이고, 정상이냐 비정상이냐 하는 점에서는 비정상으로 분류될 것이다. 그러나 그것이 가치판단과 직접 결부되는 것은 아니다. 대장균은 30분, 산란 후의 하루살이는 3일, 쥐는 2년, 코끼리는 50년 정도 사는데, 그 수명에는 큰 차이가 있지만 서로 비교해서 기뻐하거나 슬퍼하는 일이 없다. 저마다 알찬 일생을 보내려 노력할 뿐이다. 하지만 인간만이 타인과 비교해서 수명의 길고 짧음을 문제삼는다.

　다시 말해 단순한 수명 길이의 비교가 아니라, 원래 순간에 지나지 않는 삶을 어떻게 알차게 보내는가에 무게를 두어야 할 것이다. 타인과의 비교는 다른 종과의 비교와 마찬가지로 의미가 없는 일이다. 평균수명에 얽매이다보면 치매노인이 많더라도 무조건 장수사회가 좋다는 착각도 일어날 수 있다. 그렇기 때문에 '평균건강수명'이 중요하며, 건강하고 충실한 인생을 살 수 있는 기간이 긴 사회가 뛰어난 사회라 할 수 있다.

유전자 시나리오 속의 인생

노화老化현상은 사람에게서만 나타나며 다른 동물이나 식물에서는 찾아볼 수 없다. 야생 생물에서 노화현상을 볼 수 없는 것은 이들 생물은 노화가 일어나기 전에 사라지거나 죽기 때문이다. 그래서 야생 생물의 수명을 '생태학적 수명'이라 하고 사람의 수명을 '생리학적 수명'이라고 한다.

어느 과학자는 "생물은 유전자에게 조종당하는 기계에 불과하다"고 했다. 이 말에서 알 수 있듯이 모든 생명활동은 유전자에 의해 프로그래밍되어 있다고 해도 과언이 아니다. 거기에는 세포의 자살까지 프로그램되어 있어, 우리는 유전자가 쓴 시나리오대로 충실히 연기하는 배우에 불과하다고 평하는 이도 있다.

때로 유전자는 가혹한 프로그램을 짜기도 한다. 예를 들어 연어는 산란을 위해 자기가 태어난 강을 따라 거슬러올라간다. 그리고 알을 낳은 암컷이나 정자를 방출한 수컷은 얼마 지나지 않아 죽는다. 사마귀는 교미가 끝나면 수컷이 암컷에게 잡아먹힌다. 두 경우 다 노화 끝에 죽음을 맞이하는 것이 아니라 노화현상이 오기 전에 죽는 생태학적 수명을 지닌 것이다. 세포로 볼 때는 아직 건강할 때 죽는 셈이며, 유전자는 자기 복제를 위해 그 도구가 되는 개체를 희생하는 것이다. 이렇듯 대부분의 야생동물은 번식 능력이 없어지고 나서는 오래 살지 못한다. 즉 번식 가능 시기가 끝나면 유전자를 복제하는 역할이 끝나서 이를테면 쓸모가 없어지기 때문이다.

그러나 인간은 과학의 발전에 따라 꾸준히 병을 극복하고 환경을 개선하여 번식 가능 시기가 지난 후에도 오래도록 생을 누릴 수 있게 되었다. 번식 능력을 잃은 후에도 오래 살게 된 것은 좋지만, 유전자 입장에서는 부질없는 일이다. 아이를 낳아서 유전자를 복제할 때까지는 시나리오가 준비되어 있지만 그 이후의 시나리오는 없어, 마치 은퇴한 배우에게 더 이상 연기할 역할이 없는 것과 같다.

즉 과학이 발전하면서 인간은 노후를 얻었지만 유전자에게는 버림을 받게 된 것이다. 어쩌면 죽음에 대한 공포는 유전자에게 버림받은 것에 대한 공포, 더 이상 시나리오가 없는 것에 대한 공포일지도 모른다.

그래서 지금까지의 의학과 생물학은 죽음을 연구의 대상으로 삼지 않았으며 개체로서의 죽음은 주로 철학과 종교의 연구 대상이 되어왔다. 그러나 의학이 발달해 죽음의 원인이 되는 질병을 해결한다 해도 노화로부터 자연스레 발생하는 다른 질병이 결국은 사람을 죽게 하기 때문에 노화라는 문제를 연구하지 않을 수 없게 되었다.

노화는 개인적인 차이가 크다. 치아 결손, 얼굴에 생기는 주름, 피부 색소 침착, 노인성 백내장, 난청, 여성의 폐경, 남성의 전립선 비대 등의 부분적인 노화현상을 볼 수 있고 이것이 인격적인 변화나 생명과 관계된 노화와 연계해서 나타나는 경우가 많다.

사람이라면 누구나 건강하게 오래 살기를 원한다. 그러기 위해서는 늙지 않아야겠다는 생각을 하게 된다. 늙음은 젊음에 비해 추하게 보이는 것이 사실이기 때문이다. 개중에는 자기 나이보다 훨씬 늙어 보여 그것이 고민의 대상이 되는 경우도 있다. 즉 노화가 일종의 병으로 받아들여지고 있는 것이다.

노화의 구조를 설명하는 학설은 몇 가지가 있는데, 크게 프로그램설과 비非프로그램설 두 가지로 나눌 수 있다. 노화와 수명은 이미 유전자, 혹은 체내시계에 의해 결정되어 있다는 프로그램설과 환경이나 체내의 변화가 거듭되는 결과 죽음이나 노화가 초래된다고 여기는 비프로그램설이 그것이다. 비프로그램설에서 대표적인 것이 '활성산소설活性酸素說'이다. 우리는 산소가 없으면 살아갈 수가 없는데, 그 산소가 사실은 독이 된다는 것이다. 몸에 공급된 산소는 환원되어 최종적으로는 물이 되지만, 일부는 환원되지 않고 반응성이 강한 활성산소가 되어 DNA와 단백질, 세포막 등을 공격하게 되는데, 그것이 노화의 원인이 된다는 것이다. 결국 수명이 짧다는 것은 그만큼 노화가 빠르다는 것을 의미한다.

우리가 살아가기 위해서는 음식을 먹어 에너지를 얻어야 하고 체내에 들어온 음식물은 소화 산화됨으로써 에너지를 생산해낸다. 그러나 산화 과정에서는 활성산소가 생겨나 이것이 세포나 조직을 산화시켜 인체를 늙게 만든다. 따라서 결국 산다는 것은 늙어감을 의미한다.

우리는 몸에 침입한 이물질을 처리하여 몸을 방어하는 기능을 지녔다. 즉 이물질을 분해하기 위해 활성산소가 방출되는데 이것이 과다하면 노화의 원인으로 작용한다. 이것이 세포를 산화하여 몸을 녹슬게(?) 하는 것이다. 이렇게 이물질로부터 몸을 방어하기 위해 활성산소가 많이 방출될수록 몸이 많이 녹슬게 되어 오히려 해롭게 작용하는 것이다.

음식을 과식하면 단명하고 섭취량을 조절 감량하면 장생한다는 연구결과가 최근 많이 나오고 있다. 과식하면 왜 단명한가에 대해서는 전술한 바와 같이 활성산소로 인해 세포가 손상됨으로써 수명이 단축되기 때문이다.

결국 생존에 필요한 체력을 유지하기 위한 음식물 섭취량을 구하고, 수명을 연장하기 위한 섭식 제한량을 구하여 이를 비교하면 그 개체가 생존에 가장 적합한 섭식의 레벨을 구할 수 있다.

수명이 과거에 비해 연장되고 있는 것은 사실이다. 즉 노화의 속도가 그만큼 느려졌다는 것인데 현재 항가령抗加齡의 연구는 왕성하게 진행되고 있다. 즉 노화를 지연하는 방법이나 노화를 방지하는 방법을 찾기 위해 골몰하고 있는데 유감스럽게도 아직 이렇다 할 유효한 방법을 찾았다는 보고는 없다.

단지 일반적으로 몸의 산화를 방지하는 목적으로, 산화를 감소시키는 물질로서 비타민 C, 비타민 E, 베타카로틴 등의 복용을 권장하고 있다.

의식의 죽음과 육체의 죽음

사람은 자기 자신의 죽음을 단 한 번만 체험할 수 있기 때문에 죽음과 관련한 모든 경험은 다른 이를 통한 간접적인 것이며 직접적인 것은 하나도 없다. 즉 죽음은 만날 수 없는 것이다. 죽음에 대한 논의는 어디까지나 다른 이의 죽음을 옆에서 경험한 이야기이지 자기의 경험담은 아니다. 따라서 자기 자신의 죽음을 경험했다는 것은 그 사람이 아직 죽지 않고 살아 있다는 의미가 된다.

죽음은 서로 융화할 수 없는 두 측면에서 감지된다. 그 하나는 장차 자기에게 다가올 죽음이라는 직접 관계되는 사적인 측면과, 다른 하나는 다른 이의 죽음이라는 직접 관계 없는 공적인 측면이다.

누군가 다른 이가 나의 죽음을 옆에서 경험하게 된다. 그러나 아무도 자기 자신의 죽음을 다른 이가 경험하는 것처럼 경험할 수는 없다. 즉 자신의 숨이 끊어지는 소리를 들을 수는 없기 때문에 자기의 죽음을 경험한 사람은 있을 수 없다.

혼수상태가 아닌, 즉 의식이 있는 이상 사람은 살아 생활하게 된다. 사람이 죽어갈 때의 양상은 그 사람의 성격과 일상의 생활양식 특히 사물에 대한 자기 나름대로의 대처방안, 타협방식 등이 그대로 반영되어 그 사람의 성격과 내면 생활 그리고 행동 등에 있어서 특징적인 것이 그대로 나타나게 된다.

즉 살아온 인생과 고별할 때의 고별 양식은 인생과 죽음을 어떻게 생각해왔는가 하는 그 사람의 철학과 직접적으로 연관된다. 그렇기 때문에 죽음을 단순한 생물학적 현상으로만 여기고 모든 것을 포기해도 좋은 것으로 생각해서는 안 된다. 죽음을 어떻게 받아들일 것인가 하는 사고방식이 그 사람의 일상생활 양식을 결정하는 중요한 요소와 원리가 된다는 쪽으로 생각을 돌릴 필요가 있다.

생물에게 있어 죽음은 끝을 의미하며 그대로 사라지고 더는 없는 것이다. 그러나 말과 글로 전달할 수 있는 능력을 지닌 사람은 자기의 죽음을 개념화할 수 있다. 죽었다는 것은 삶이 존재하지 않는 것을 의미한다. 그렇다면 삶이란 무엇인가 하는 문제가 대두된다.

삶이란 자기가 살아 있으며 그 속에 마음(의식)이 있어 외부에서 감지感知한 것을 자기의 몸 안에 반영하고 또 이렇게 해서 느낀 것을 말과 글로써 자유로이 표현할 수 있다는 것이다. 이것은 사람이 살아 있다는 증표이기도 하다.

죽음이 다가오면 그동안 우리가 행복하기 위해 꼭 필요하다고 생각했던 지위, 명예, 돈 등이 사실은 자신을 행복하게 해주지 못했다는 것을 금방 느끼게 된다. 그렇다면 무엇이 나를 행복하게 해줄 수 있는가 곰곰이 생각하게 된다. 왜냐하면 지금 닥쳐오는 죽음의 공포를 이겨내고 싶기 때문이다. 자신이 그동안 돌보지 않았던 자신의 마음에 처음으로 또 진정으로 귀를 기울이게 된다.

사실 마음은 항상 우리에게 어떻게 하면 행복하게 살 수 있는지를 가르쳐주고 있었다. 하지만 우리는 그 말에 전혀 귀를 기울이지 않고 지냈을 뿐이다. 죽음을 앞두고 생이 얼마 남지 않은 동안 마음에 귀를 기울이게 되면, 마음은 명확한 해답을 준다. 삶과 죽음은 둘 다 인생의 한 부분을 차지하고 있으며, 죽음도 삶의 일부이고 탄생도 삶의 일부인 것이다. 어느 한 부분 없이 인생은 이루어지지 않는다. 그렇기 때문에 다른 이의 죽음과 자기의 죽음을 같은 뜻으로 해석해서는 안 되고 자기 자신의 죽음은 '의식의 죽음'이라고 해석하는 것이 좋을 것 같다.

그러나 다른 이가 죽었다고 해석하려면 의식만이 아니라 전체적인 죽음, 즉 모든 생리현상 특히 심장과 폐의 기능이 불가역적不可逆的으로 소실되는 것이 기준이 된다.

모든 죽음의 과정에는 주관적인 의식의 죽음과 객관적인 육체의 죽음이라는 두 과정이 있다. 대개의 경우는 의식의 죽음이 앞서고 육체의 죽음이 뒤따른다. 따라서 자기의 죽음이 먼저 오고 다른 이가 인정하는 죽음이 뒤따르게 된다.

종말이 있기에 욕망도 생긴다

어떻게 보면 인간은 욕망으로 뭉친 덩어리인지도 모른다. 더 잘살고 싶다는 욕망에는 더 발전해야겠다, 더 훌륭하게 살아보겠다는 생각이 담겨 있다. 더 많이 공부하고 싶다는 욕망에는 남으로부터 인정받고 싶다, 남으로부터 멸시당하고 싶지 않다는 추상적인 생각이 포함된다. 또 건강하게 살고 싶다는 욕망에는 병들지 않고 싶다, 죽고 싶지 않다, 계속 살고 싶다는 생각 등이 포함된다.

이러한 인간의 욕망이 성공적으로 이루어져 나타난 것이 재산이요, 지위요, 명예일 것이다. 그러나 이러한 성취가 인간의 죽음을 능가할 수는 없다. 그렇기 때문에 죽음은 인간에게 있어 세상이 어떤 곳이었는가를 알고, 어떻게 살아야 했다는 것을 알 수 있는 최후의 그리고 최고의 기회인 것이다.

이러한 사실을 우리는 다른 이의 죽음을 통해 확인할 수 있다. 결국 아무리 욕망이 강하고 높은 지위와 돈과 권력을 지녔던 사람도 죽을 때는 벌거숭이 알몸이 되어 혼자서 터벅터벅 떠나야 하는 것이 사후의 여로이다. 따라서 살아 있을 때 느끼는 욕망을 어떻게 행사해야 하는가는 죽음에게 물어보면 정답을 구할 수 있다.

라틴어의 finis라는 용어는 종말을 의미하면서 동시에 목적을 의미한다. 만일 사람이 죽지 않는다고 가정하면 어떤 목적에 대해서도 욕망이 생기지 않고 생명은 내용과 의미를 잃게 될 것이다. 결국 종말을 의식하기 때문에 미래에 대한 목적을 설정하고 그것을 달성하기 위해 노력을 하게 된다.

만약 사람이 늙지도 않고 죽지도 않는다면, 무한한 인생을 보낼 수 있게 된다. 그렇게 되면 실패해도 몇 번이라도 다시 시도할 수 있어, 이를 악물고 뭔가를 해낸다거나 어떤 일이든 열심히 할 필요가 없을 것이다. 영원의 세계에서는 시간에 대한 구속이나 노력 따위는 사라지게 되는 것이다.

사람들이 모든 일에 전력투구하게 되는 것은 시간이 유한해서 되돌릴 수 없기 때문이다. 만일 시간이 무한하다면 귀중한 것 따위는 아무것도 없어지고 만다. 누군가를 진지하게 사랑하는 일도 마찬가지이다. 그런 인생이 정말로 좋을까? 어쩌면 우리가 살아가는 기쁨과 즐거움을 깊이 새길 수 있는 것은 인생이 유한하기 때문일지도 모른다.

인간의 탄생은 자기 마음대로 되는 것이 아니라 부모의 행위에 따른 것이다. 그러나 죽음은 자기가 의식하는 가운데 겪어야 하는 숙명적인 과정이며 결과이다. 그렇기 때문에 사람의 마음 한구석에는 죽음에 대해서 '죽음을 알고 있다'는 수용적인 생각과 '죽음을 알 필요가 없다'는 부정적인 생각이 동시에 있다. 이렇게 양극 간을 왕래하는 정신역학精神力學에 있어서 묘한 평형을 유지하며 살고 있는 것이다. 그렇다고 해서 어느 쪽의 생각도 확고한 것은 아닌 채로 지낸다. 그것은 죽음이 당장 직면한 것이 아니기 때문일 것이다.

죽음은 인생 최후의 그리고 최고의 단 한 번뿐인 기회라고 할 수 있다. 그렇기 때문에 죽음을 통해 그 사람의 진가를 알 수 있게 된다. 죽음을 피하려 하지 않고 용기를 갖고 차분한 마음으로 죽음을 맞이하고 수용할 수 있는 마음가짐을 평소에 지녀야 하며 그러기 위해서는 죽음을 통해 삶의 지혜를 배워야 한다.

죽음이 존재하는 한, 죽음에 대한 관심은 과거에서 현재 그리고 미래로 변함없이 계속된다. 그래서 옛사람들의 죽음에 대한 관심과 죽음의 현재와 미래를 살펴보는 것이 필요하다.

죽음에 의해 인간의 모든 것이 부정되기 때문에 죽음만큼 불안하고 슬프고 절망적인 것이 없다. 그런데도 옛사람들은 일상생활에서 감히 죽음의 문제를 생각하기를 꺼리고 가능하면 불로장생의 살 길을 추구했다. 또 죽음에 관심이 있는 사람이라도, 죽음이 삶에 부여하는 의미보다는 사후세계에 더 관심이 많았다.

그래서 사후에도 혼은 불멸한다고 믿었고 또 이런 생각으로 고난에 찬 삶을 참고 견디면서 사후세계에 적극적인 의미를 부여하며 살았다. 예컨대 삶이 괴롭고 힘겨워도 이 세상을 깨끗하고 바르게 살면 사후세계에서는 지금까지의 괴로움에서 벗어나 알찬 새 삶을 만끽할 수 있다는 믿음으로 살아갈 힘을 얻은 것이다. 이렇듯 옛사람들은 죽음 자체보다는 사후세계에 더 관심을 기울였다. 이러한 옛사람들의 생각은 고대 문화가 남긴 유물과 예술작품들에서 찾아볼 수 있다.

영혼불멸사상과 사후세계를 향한 염원

고대 이집트 문화에서 죽음과 관련 있는 유물로는 미라, 피라미드, 스핑크스 등을 들 수 있는데 왜 이집트인들이 이러한 유물을 만들고 무덤에 방대한 부장품까지 넣어두었는지 이해하기 위해서는 그들의 사생관死生觀을 이해할 필요가 있다. 이 문제와 관련하여 자주 인용되는 것이 '바'와 '카'와 '아크트' 사상이다. '바'는 혼魂, '카'는 성령聖靈, 그리고 '아크트'는 육체로 번역되는데, 이때 혼동되기 쉬운 것이 '바'와 '카'의 차이이다. 그것은 혼과 성령의 차이가 쉽게 납득이 가지 않기 때문이다. 이를 이해하기 쉽게 한마디로 표현하자면 저 세상에 가는 것이 '바'이고 이 세상에 남는 것이 '카'이다.

만일 고대 이집트인이 이러한 철학을 갖고 있지 않았다면 그 장대한 신전과 피라미드 같은 건축물이나 왕의 무덤, 그리고 그 속에 매장된 방대한 부장품 등을 남기지 않았을 것이다. 이런 것들은 모든 인간 존재에게 본질적인 철학의 근원을 남겨주고 있다.

　이집트인이 남긴 유물 중에서 우선 스핑크스에 대해서 알아보자. 사람의 머리와 사자의 몸체를 가지고 있는 스핑크스는 그 모습이 왕의 권력을 상징하는데, 이집트와 아시리아의 신전이나 왕궁, 분묘 등에서 훌륭한 조각작품을 발견할 수 있다. 그중에서도 이집트의 기자Giza에 있는 제4왕조(기원전 2650년경) 카프레 왕의 피라미드에 딸린 스핑크스가 가장 크고 오래된 것으로 알려져 있다.

　이것은 자연암석을 이용하여 조각했는데, 군데군데 보수한 흔적이 있다. 전체 길이 약 70미터, 높이 약 20미터, 얼굴 너비 약 4미터나 되는 거상巨像으로, 얼굴은 상당히 파손되어 있으나 카프레 왕의 생전의 얼굴이라고 한다.

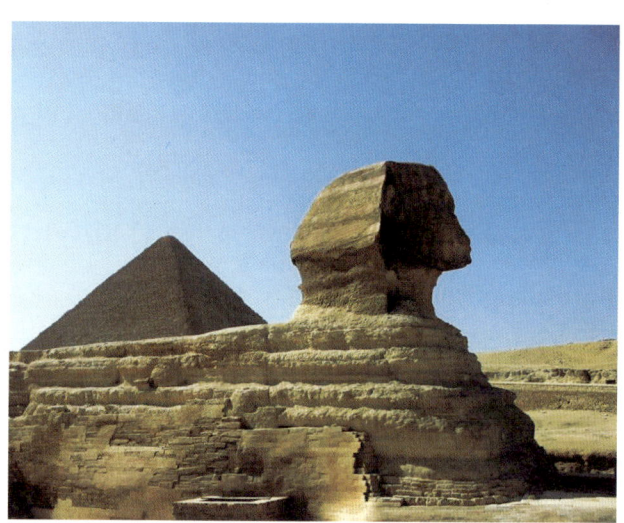

피라미드와 스핑크스

스핑크스는 그리스 신화에도 나오는데, 지나가는 통행인에게 "아침에는 네 다리, 낮에는 두 다리, 밤에는 세 다리로 걷는 짐승이 무엇이냐?"라는, 이른바 '스핑크스의 수수께끼'를 내어 수수께끼를 풀지 못한 사람은 그 자리에서 잡아먹었다는 이야기로 유명하다. 스핑크스가 낸 수수께끼의 답은 '사람'이다. 즉 사람은 태어나서는 네 다리로 기고, 자라서는 두 발로 걷고, 늙어서는 지팡이를 짚어 세 다리로 걷다가 죽는다.

그 질문의 참뜻은 이렇다. 사막을 여행하는 사람들처럼 인생이라는 여행길에 오른 사람은 다른 생물과 같이 '죽음을 피할 수 없는mortal 동물'이며 따라서 어떻게 살았는가보다 어떻게 죽는가가 더 중요함을 일깨워주기 위한 것이다. 즉 '주검이 삶의 스승屍活師'이라는 것을 가르쳐주고 있다.

미라mummy를 만드는 풍습은 세계에 널리 분포되어 있다. 동서고금을 막론하고 인간은 생전에 자신과 관계가 깊었던 사람의 죽음을 애석해하지만, 부패해 해체되어가는 시체에서는 공포와 혐오감을 느꼈으며 사후 세계를 대비하고 생물이 죽는 것을 싫어해 미라로 만들었다고 한다.

영혼불멸사상을 가지고 있던 고대 이집트에서는 시신에 혼이 깃들어 있다고 믿어 이를 보존하는 것이 고인의 내세에 중요하다고 여겼기 때문에 미라를 만들었다. 사후에도 존재하기 위해서는 몸이 없어서는 안 될 것으로 믿었기 때문이다. 즉 몸은 없어지고 혼만으로는 존재할 수 없다고 믿었던 것이다. 혼은 몸 이외에 갈 곳이 없다고 여겼으므로 부패하지 않은 몸, 이름, 음식물 공급이 필요하다고 생각했다. 그래서 시신의 이름을 적은 미라를 만들고, 그 옆에 음식을 놓아두었다.

고대 이집트인은 상류 계급에 있던 사람이 죽으면 미라로 만들었다. 그것은 그들이 그 사람의 인생을 누구보다도 사랑했기 때문이며, 사후세계를 굳게 믿었기 때문이다.

사후세계는 현세의 연장으로 그곳에 가서도 현세의 품위와 생의 즐거움을 그대로 유지할 수 있다고 믿었다. 또 일정한 시일이 지나면 반드시 환생해 돌아온다고 굳게 믿었다.

미라를 만들 때는 시체 옆구리를 가르고 내장을 전부 꺼낸 후에 예리한 갈고리로 뇌를 끄집어낸 다음 붕대나 아마포로 시체를 감싸서 관에 넣고, 환생할 때 자신의 얼굴을 알아볼 수 있도록 죽은 사람의 얼굴을 채색했다. 그리고 갖가지 음식과 옷가지 등을 같이 매장했으며 저승에 안전하게 갈 수 있도록 사자의 서, 아누비스 석상 등을 넣었다.

그래서 미라는 건축, 벽화 장식과 더불어 고대 이집트인이 인류에게 남긴 유산으로 우리에게 여러 가지를 느끼게 한다. 기원전 1200년에 쓰여진 장송가에 다음과 같은 구절이 남아 있는데, 사후세계의 집인 무덤을 중요시하여 탄생된 것이 피라미드라는 것을 알려준다.

'아! 무덤이여! 너는 축제를 위해 만들어지고, 너는 아름다운 이를 위해 만들어졌구나.'

이집트의 미라 가운데 가장 유명한 것은 투탕카멘Tutankhamen(기원전 1370?~기원전 1352?)의 황금 인형관人型棺에 들어 있던 미라인데, 황금관은 아직도 찬란한 빛을 발하며 당시의 문화적인 상황을 우리에게 그대로 전해주고 있다. 이 황금 인형관 안에는 10대 후반의 어린 왕의 미라가 들어 있었는데 생전의 모습을 순금의 관으로 만들고 어린 왕의 미라를 그 속

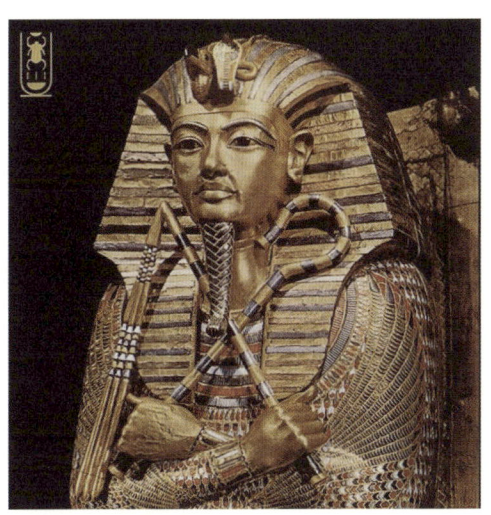

투탕카멘의 황금 인형관

에 넣어 영구히 보전했다. 그들은 사후세계도 중요시했지만 언젠가는 환생하라는 희망을 버리지 않았다.

　투탕카멘의 왕묘는 1922년 테베 왕가의 골짜기에서 영국 고고학자 H. 카터가 발견하고 10년에 걸쳐 발굴 작업을 했다. 그 속에 들어 있던 유물은 모두 카이로 박물관에 기증했는데 발굴품이 무려 1,703점이나 되었다. 이 유물들은 고대 이집트의 종교, 예술을 연구하는 귀중한 자료가 되고 있다.

　피라미드pyramid도 죽음과 관련 있는 고대 이집트인의 유물이다. 피라미드라는 이름은 그리스어인 피라미스pyramis에서 유래했다고 하며, 형태는 삼각뿔 모양의 석조 건조물로 왕의 무덤으로 사용되었다. 피라미드 형상은 한 번에 형성된 것이 아니라 몇 차례의 변천을 거쳐서 이루어졌다. 선사시대에는 죽은 사람을 묻고 그 위에 토사土砂로 둔덕을 만들어

덮었으며, 기원전 3000년 무렵 왕조시대에 들어서면서 마스타바(의자형 무덤)가 왕 무덤이 되었고 뒤에 벽돌로 된 상부구조의 규모가 커지면서 그 구조도 견고해졌다.

이 형태는 지하의 매장실을 보호하고, 무덤의 존재를 나타내며, 죽은 사람을 위해 정기적으로 제사를 드리는 장소로서의 역할을 했다. 여기에 저승에 가서도 사용될 물건을 저장해두기 위해 하부구조를 만들게 되었는데, 그래서 차츰 암반 속에 방을 만드는 형태가 생겨나고 또 묘실에 넣을 음식물을 담는 돌 항아리 때문에 돌 다루는 기술이 발달했다고 한다.

피라미드는 왕 무덤의 독자적인 형태이기도 하지만 파라오를 정점으로 한 중앙집권적 국가가 확립되었음을 나타내는 의미와 왕의 권세와 영광이 저승에서도 계속된다는 의미가 내포되어 있다.

권력과 영광이 죽어서도 지속되길 바라다

과거 신분계급이 뚜렷한 가부장제 사회에서는 임금이나 남편 또는 신분이 높은 사람이 죽으면 그 신하나 아내, 종 등이 뒤따라 순사殉死하는 것을 당연한 것 또는 미덕으로 여겼다. 그래서 스스로 목숨을 끊거나 강제로 죽여서 함께 매장하는 순장殉葬, 즉 딸려묻힘이라는 관습이 있었다.

순장은 고대 사회에서 부족장이나 왕이 죽었을 때 그를 따르던 사람들을 매장하여, 저승에서도 이승에서와 같이 시중들고 생활하도록 하는 신앙적 의미에서 나온 풍습이었다. 종들을 함께 매장하거나, 신하나 부인까지도 매장하는 일이 있었는데, 매장하는 방법은 산 채로 묻거나 죽여서 매장하는 두 가지 방법이 있었으며, 죽은 자들의 생활을 위해 가재도구도 함께 부장품으로 묻었다.

순장은 내세를 믿는 사상에서 나왔는데, 인간은 현세에서와 마찬가지로 내세에서도 신분을 그대로 유지하고 그에 예속된 사람들 또한 똑같은 모습으로 살아간다고 믿었다. 따라서 지배자가 죽음을 맞았을 때 그 밑에 있던 사람들도 순장하여 사후의 세계에까지 그 권위가 이어지도록 했다.

이러한 순장이 역사적으로 가장 활발히 행해진 곳은 중국이다. 은殷왕조(기원전 1600~기원전 1100년경) 때 순장이 매우 활발하게 이루어졌다. 1928년에 후가장侯家莊에서 은나라 시대의 유적으로 10기의 대형 무덤과 1,000기에 가까운 소형 무덤이 발견되었는데 대형 무덤의 하나는 면적이 460제곱미터이며 12미터 깊이에 매장되었던 것으로 그 규모나 내용으로 보아 왕의 무덤으로 추측되었다.

가운데에 있는 묘실墓室에 이르기까지는 동서남북 사방에 묘도墓道가 있었다. 그리고 동과 서 그리고 북의 묘도에는 각각 하나씩 순사자의 것으로 추측되는 무덤이 있었으며, 남쪽의 묘도에서는 60구에 가까운 두개골이 없는 사람의 뼈들이 발견되었는데 놀랍게도 한결같이 좌우의 상박골이 끈으로 묶여 있었다. 이것은 이 무덤의 공사가 끝난 다음 묘도를 메우면서 인부들을 결박하고는 목을 쳐 죽였기 때문인 것으로 추측되었다.

묘실의 중앙에는 7×6미터 넓이의 곽실槨室이 있었으며 왕의 것으로 보이는 관이 놓여 있었는데, 그 밑에는 작은 구덩이가 있고 그 속에는 무장병사와 개가 묻혀 있었다. 또 곽실과 묘실의 네 귀퉁이에도 병사와 개가 매장되어 있었다. 결국 이 무덤에서는 모두 73명분의 인골이 발견되었으며 무덤 주변에서 몸통 뼈가 없는 두개골이 다수 발견되었다. 이것은 남쪽 묘도에서 살해된 인부들의 두개골이었다.

이와 같은 광경의 무덤이 소둔小屯의 옛 궁전 터 바로 옆에서도 발견되었는데 네 필의 말이 끄는 마차에 탄 지휘관을 중심으로 전차대나 보병대가 목이 없는 채 정연하게 줄을 맞추어 묻혔으며 그 수가 무려 500구를 넘었다. 은나라의 외정外征에 동원되었던 병력이 3,000~5,000명이라 하는데 여기에 묻힌 인골만 해도 그 병력의 6분의 1에 해당한다.

이와 같은 순장은 당시로서는 혈정의식血淨儀式이라 해서 사람의 피를 많이 흘리면 흘릴수록 깨끗해져 죽은 왕은 저승에서 편안한 삶을 누릴 수 있다는 믿음을 반영한 것이다. 이렇게 함으로써 저승에서도 왕조는 번창을 기약할 수 있다고 믿었으며 병사는 적으로부터 나라를 지키는 것이 의무이기 때문에 당연히 저승에 가서도 왕조와 국가를 지키기 위해 기꺼이 죽어야 한다고 생각했다.

개는 사람과 친숙한 동물이며 귀와 코가 예민해 영혼을 저승으로 편히 인도하는 불가사의한 능력을 지닌 것으로 믿었기 때문에 왕의 무덤에는 반드시 개를 함께 매장했다.

또한 중국에서는 아내가 남편을 따라 목숨을 버리는 일도 많이 볼 수 있었는데, 이것은 여성이 남편이나 시부모, 또는 일족一族의 재산으로 취급되었기 때문이다. 여성에게는 헌신적인 복종이 요구되었으며 정절을 중시해 재혼을 막으려는 것에서 그 배경을 찾을 수 있다.

유교 도덕을 정치의 근본으로 삼은 중국에서는 여성의 묘비에 여성의 헌신적인 행위를 기리는 글을 새기거나 기념문과 사당 등을 지어 존경의 대상으로 삼게 했다. 그리하여 미망인이 관리나 사람들이 지켜보는 가운데 자살하는 일도 많았다. 이러한 풍습은 미혼여성에게도 적용되어 약혼자가 죽으면 그 뒤를 따라 죽는 예도 있었으며, 죽은 약혼자와 혼례를 올려 평생을 시집에서 독신으로 보내기도 했다. 또 미망인이 묘지에서 살거나, 죽은 남편과 같은 무덤이나 관棺에 매장하는 풍습도 순장과 같은 맥락에서 이해할 수 있다.

　순장은 고대 국가에는 공통적으로 있었던 현상으로 세계 각 나라에서 순장의 유적이 발견되고 있다. 하지만 사회가 발전함에 따라 순장을 통한 고대인들의 내세관도 바뀌었다. 따라 죽고 딸려 묻히는 것이 막연하고 부질없는 일일지 모른다는 인식이 확산됨에 따라 순장은 점차 사라졌으며, 순장을 대신해 토용土俑을 매장하는 풍습으로 바뀌었다.

　토용이란 찰흙으로 빚어서 구워 만든 허수아비의 한 종류로 사람을 대신하여 무덤에 묻었다. 세계적으로 가장 유명한 토용은 중국 서안의 진시황릉秦始皇陵에서 출토된 병마용兵馬俑으로 그 수나 규모가 세계 각지에

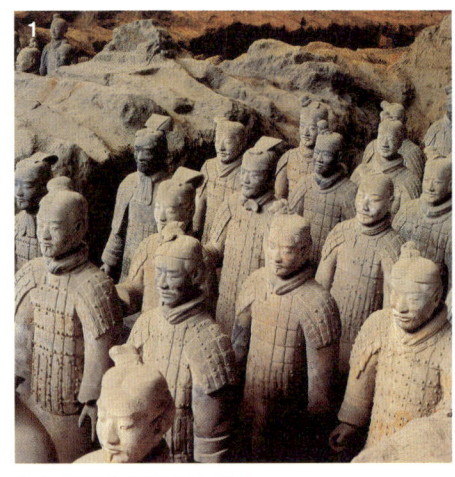
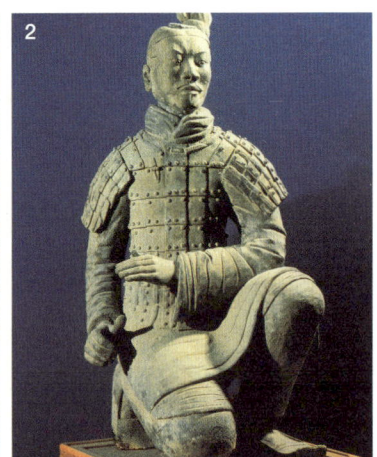

1 진시황릉에서 출토된 토용들
2 진시황릉에서 출토된 충성을 맹세하는 병사

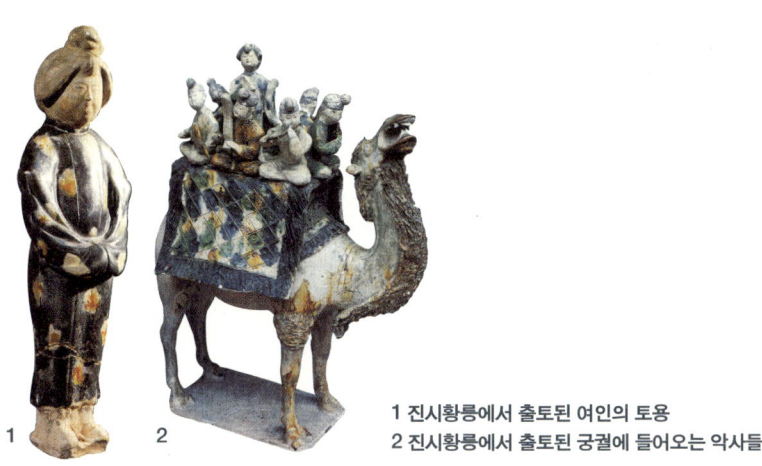

1 진시황릉에서 출토된 여인의 토용
2 진시황릉에서 출토된 궁궐에 들어오는 악사들

서 발견된 것 중에서 가장 크며 예술성도 높이 평가되어 세계 8대 기적奇蹟으로 꼽히고 있다.

  우리나라에서도 부여(《삼국지》〈위지 동이전〉)와 신라(《삼국사기》)에서 순장 풍속이 있었던 것으로 알려져 있다. 부여에서는 사회적 지위가 높았던 사람들은 자신이 거느리던 노예 100여 명을 순장했다고 하며, 신라에서는 지증왕 3년(502)에 순장을 금지했다는 기록이 있다. 이로 미루어보아, 그 이전 시대에는 크고 작은 순장들이 이루어지고 있었다는 걸 알 수 있으며, 특히 국가에서 순장을 금하는 금지령을 내렸다는 것으로 보아 민간에서도 소규모로나마 순장이 행해졌던 것으로 짐작된다.

  순장의 대상 또한 초기에는 주로 노비와 전쟁포로 등이었으나 차츰 자신의 처나 첩, 가족, 호위무사 등으로 바뀌었다고 한다. 그러다가 순사나 순장의 허구성을 깨닫게 되면서 신라에서는 주로 토용으로 대체되었으며 고구려에서는 벽화로 대체되었다.
　이러한 순사나 순장 제도는 사후의 세상인 저승이 있다는 것을 굳게 믿는 데서 비롯되었는데 이승에서의 권세와 영광이 저승에서도 고스란히 이어지기를 바라는 마음에서였다.

죽음에 대한 수용과 반발

죽음에 대한 개념은 중세에 이르러 크게 변화한다. 중세 초만 해도 사람들은 공동체의 품에서 외롭지 않게 죽어갔다. 그때만 해도 신앙심이 열렬했던 시대라, 죽음이란 부활의 그날까지 무덤에서 잠을 자는 것과 같은 것으로 생각했다. 즉 중세 전반까지 죽음이란 인간의 죄에 대한 신의 벌이라고 생각했고 죽음과 잠자는 것을 동일시했다. 그래서 죄를 회개하고 열심히 기도하면 다시 부활할 수 있다고 생각했기 때문에 병으로 고통받고 죽음이 다가와도 사람들은 겁내지 않고 주저하지 않았으며 조용히 받아들였다. 이런 믿음으로 죽음의 공포를 극복하고, 주님이 재림하는 날, 부활한 몸으로 땅 위에서 영생을 누리리라 굳게 믿었다.

이러한 죽음의 개념은 과학적인 생각과는 반대된다. 그러나 그 시대의 의학은 생사를 주도할 만큼 발전하지 못했기 때문에 결국 종교에 의해서 심판되는 형식으로 죽음이 선고되었다. 즉 르네상스 이전에는 교회의 힘이 막강했기 때문에 과학적인 사고를 내세우는 것은 악마의 주장으로 여겨 악마의 편으로 몰아세웠다. 따라서 사람들이 죽음에 대처하는 방식은 오로지 부활과 영생의 믿음만이 유일했다. 죽음을 죽음 자체보다는 심판으로 받아들였던 것이다.

중세 말에 이르자 공동체의 끈이 느슨해지고 개인주의가 싹트기 시작했다. 그러나 아직 영생에 대한 믿음은 강렬했다. 그렇지만 죽음과 홀로 대면하다보니 사람들은 죽음에 대해 점점 더 공포를 느끼게 되었다.

또 당시는 페스트가 대유행하던 시기라 죽음이 도처에 있었다. 게다가 '속히 오리라'고 하셨던 그리스도는 1,000년이 넘도록 오시지 않았다. 더 기다릴 수 없었던 사람들은 입으로는 '몸이 다시 살아나는 것'을 믿는다고 말하면서, 몸은 썩어 없어지고 영혼만 천국에 오른다고 믿게 되었다. 그것은 곧 죽음을 대하는 태도의 변화이기도 했다. 죽음이란 늘 동일하다고 생각해왔지만 죽음에 대한 개념은 시대에 따라 변할 수도 있고 시간 속에서 죽음은 나름대로의 역사를 갖게 된다는 것도 알게 되었다.

'죽음은 죄의 값'이라고 할 때, 죽음은 삶에 내재한 필연적인 것이 아니라 우연히 저지른 어떤 실수 때문에 '밖'으로부터 도입되는 것으로, 인간은 원래 죽지 않을 수도 있음을 의미하는 것이다.

그러나 죽음이 바로 삶에 내재한 필연성이라면 마치 '위' 없는 '아래'가 없듯이 '죽음' 없이는 '삶'도 있을 수 없는 것이 되어 기독교적 전략의 효과는 의문시될 수밖에 없게 된다. 죽음이 더 이상 외부에서 찾아드는 낯선 손님이 아니며 죽음과 삶은 공존하는 것으로, 즉 삶 그 자체 속에 들어 있는 것으로 전환되었다.

죽음을 죄의 대가로 무조건 받아들이던 것에 반발이 일어났다. 그 좋은 예로 죽음을 신에게 고발한 글이 있는데, 그 내용이 매우 흥미롭기에 진중권의 《춤추는 죽음 1》에 나오는 내용을 소개하기로 한다.

독일의 요한네스 폰 테플Johannes von Tepl은 사랑하는 아내를 잃은 슬픔으로 《농부와 죽음》(1401)이라는 작품을 썼다. 이 작품 속에서 아내를 잃은 농부는 신에게 죽음을 고소하여 신의 법정에서 죽음과 공방전을 벌인다. 여기서 농부란 정말 농부가 아니라 '펜의 농부', 즉 글을 쓴 이 자신을 말한다. 이야기는 먼저 농부가 죽음을 비난하고 죽음이 거기에 대해 반론을 펴는 식으로 전개된다.

"모든 인간의 잔인한 살인자 죽음이여, 그대에게 저주가 있을지어다." 이렇듯 농부의 어조는 시종 과격하고 감정적이다. 사랑하는 사람을 죽음에게 빼앗겼으니 그럴 만도 하다.

반면 죽음의 논조는 냉철하고 논리적이다. 죽음은 흥분하지 않고 죽음의 필연성과 필요성을 조목조목 설명해주면서 자신을 방어한다. 이렇게 32장에 걸쳐 고소인 진술과 피고인의 변호가 번갈아가며 진행되고 양쪽의 주장을 다 듣고 난 신은 "너희들 모두 잘 싸웠다"고 칭찬하고는 마지막으로 판결을 내리는데 사법사상 유례없는 명판결이다.

고소인이여, 그대에게는 명예를!
죽음이여, 그대에게는 승리를!

이 재판에서 농부는 패소하지만 죽음에 대한 그의 격렬한 공격 속에서 새 시대의 기운을 엿볼 수 있다. 그는 죽음을 숙명으로 받아들이지 않고 사건을 법정으로까지 끌고 가 이 숙명의 부당성을 주장했다. 하지만 신은 그에게 승리가 아니라 명예만을 주었다.

'삶은 죽음에게, 육체는 땅에게, 영혼은 나(神)에게' 돌려주는 게 모든 인간의 의무라는 것이다. 여기서 이 텍스트의 중세적 한계가 드러난다. 이 판결 앞에서 농부는

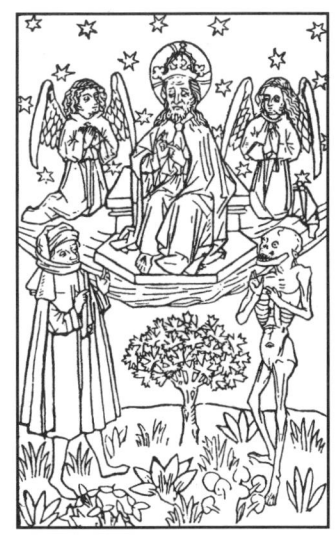

알브레히트 퓌스터, 〈농부와 죽음〉, 1460

죽음과 삶이 동전의 양면처럼 맞붙어 있다는 것, 그리하여 죽음이 세계 질서의 한 부분임을 받아들이고 비로소 조용히 체념한다.

알브레히트 퓌스터Albrecht Pfister(1420~1470)는 이 장면을 〈농부와 죽음〉(1460)이라는 판화 작품으로 남겼다.

마카브르와 바니타스에서
부활하는 죽음

중세 이전의 사람들은 죽으면 '호모토투스'라 해서 몸과 영혼이 한 덩어리가 되어 마치 잠을 자는 것과 같은 상태로 있게 된다고 생각했다. 그래서 사람들은 병으로 고통받고 죽음이 다가와도 그것을 겁내지 않고 조용히 맞이했다. 죽음은 개인 또는 조상의 죄에 대한 신의 벌로서 받아들여졌다. 또는 악마의 유혹에 의해서 병이 생기고 죽는 것으로 생각했다.

그런데 죽은 사람이 상하지 않고 잠을 자는 것과 같은 상태로 있다는 것은 사실과 다르다. 그럼에도 사람들은 오랫동안 이 생각을 고집해왔다. 왜냐하면 영혼과 육체가 하나이고 육체가 썩는 것은 곧 영혼이 소멸되는 것을 의미하기 때문이다. 그렇기 때문에 죽은 자는 잠을 자는 것으로 해석했다. 그래야만 부활이 성립될 수 있기 때문이었다.

그러다가 중세에 이르러서는 사정이 달라졌다. 이제 사람들은 영혼과 육체를 분리시켜 육체는 썩어도 영혼은 불멸하는 것이라고 생각하게 되

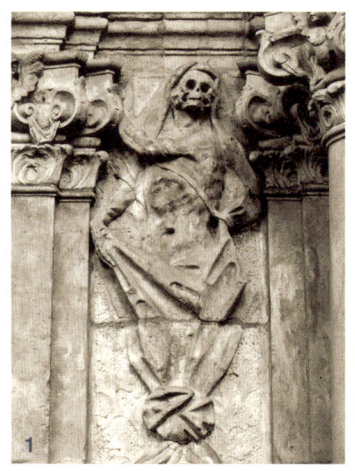 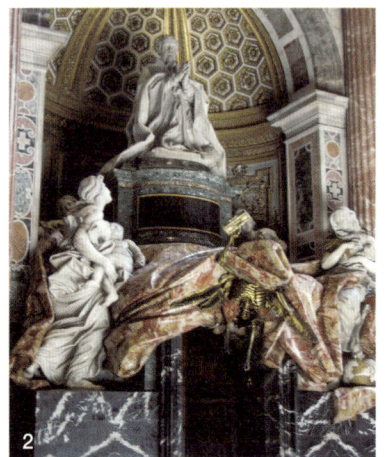

1 교회 밖 외벽에 조각된 마카브르
2 교회 안의 제단에 설치된 마카브르 상

었다. 이런 생각이 널리 퍼져 이를 굳게 믿게 된 것은 중세 전성기가 되어서였다. 이른바 영육이원론靈肉二元論이 그것이며, 이 이론이 지지를 받으면서 죽음에 대해서도 현실적인 생각을 하기에 이르렀다. 죽은 자의 몸은 썩고 고약한 냄새를 풍긴다는 것을 인정하면서 등장한 것이 마카브르macabre라는 미술작품이다.

 마카브르란 부패한 시체를 묘사한 그림이나 조각을 가리키는 용어이다. 그렇다면 왜 썩은 시체의 그림이나 조각을 그렇게 중요시했을까 하는 의문이 생긴다. 그것은 당시 사람들이 죽음은 지은 죄에 대한 죗값이며, 아담이 지은 원죄, 그리고 내가 이 세상을 살면서 지은 죄의 대가라고 생각했기 때문이다. 그래서 죄인은 죽는다. 반대로 죽은 사람은 모두 죄인의 상징이기 때문에 부패한 시체를 조각하는 것은 신 앞에 자기가 지은 죄를 겸허하게 고백하는 것으로 여겨졌다. 또 망자를 위해 열심히 기도하면 그 영혼은 구제된다고 믿었다.

부활, 즉 새로운 삶을 위한 행진은 고무적이다. 그래서 삶을 위한 의지와 죽음이 함축성 있게 극복되기를 바라면서 만들어낸 것이 마카브르이다. 죽어야만 할 생을 마치고 다시 살아나려는 인간의 다양한 심성의 역사를 나타내는 상징임에 틀림없다. 그래서 중세의 유명한 화가들은 앞다투어 마카브르 작품을 제작했으며 그것을 납골당이나 교회의 외벽 또는 교회 내의 제단에 장식했다. 또 고관대작이나 부호들은 석관石棺에 자기의 썩어가는 모습을 조각하게 하여 무덤을 장식하는 한편 자기의 죄를 뉘우치고 신에게 죄를 고백하고 용서를 비는 표시로 삼았다. 즉 죽음은 죄의 징표이며 썩어가는 시체는 죄인의 상징이기 때문에 부패한 시체를 그리고 조각하는 것을 신 앞에 자기가 지은 죄를 겸허하게 고백하여 용서를 구하는 것으로 여겼다.

바로크 시대에 이르면 과거 교회나 수도원, 그리고 공동묘지의 벽에 그려지던 마카브르가 높은 담을 뛰어넘어 사람들의 침실까지 침투한다. 하지만 마카브르는 더 이상 시체가 아니라 산뜻한 해골의 모습으로 묘사된다. 이 시대의 사람들은 진짜 해골을 구하여 방을 장식하기도 했다. 이를 바니타스vanitas라고 하는데, 이전과는 죽음의 개념이 달라진 것이다. 중세의 마카브르는 대개 '회개'의 상징이거나 신의 명령을 받고 형을 집행하는 죽음의 상징이었다. 하지만 르네상스와 바로크 시대의 바니타스는 더 이상 무시무시한 죽음의 상징이 아니었다.

바니타스를 글자 그대로 옮기면 '덧없다'는 뜻이다. 바로크 시대의 바니타스, 즉 두개골은 '죽음의 덧없음'을 상징했다. 화가들은 별 두려움

없이 두개골을 그림으로 그리고 무시무시한 죽음의 상징을 한낱 '덧없음'의 상징으로 변화시켰다.

바니타스라는 해골 그림 속에는 중세 메멘토 모리의 여운이 남아 있다. 메멘토 모리란 항상 죽음을 생각하며 경건하게 기도하는 마음으로 산다는 뜻을 지닌 용어이다. 이것이 바로 바니타스의 종교적 요소이다. 이러한 종교적 메시지를 지녔지만 중세의 마카브르, 르네상스와 바로크 시대의 바니타스 사이에는 커다란 차이가 있는 것을 알 수 있다.

이러한 의미를 잘 표현한 그림이 화가 뒤러Albrecht Dürer(1471~1528)의 〈명상하는 성 히에로니무스〉(1521)이다. 화면 전체에 그려진 성인聖人 히에로니무스의 모습은 주위 공간을 온통 차지하고 있다. 성인은 명상하고 심사숙고한 끝에 얻은 답을 강조하기 위해 손가락으로 바니타스인 두개골을 가리키고 있다. 즉 사람은 언제나 메멘토 모리, '사람은 죽음을 생각하며 살아야 한다'는 교훈을 전해준다. 결국 죽음을 생각하며 기도하는 마음으로 경건하게 살아야 함을 화가는 성인과 두개골을 소재로 하여 표현했다.

화가 뵈클린Arnold Böcklin (1827~1901)도 〈해골이 있는 자화상〉(1872)이라는 그림에서 이러한 의미를 담아냈다. 이

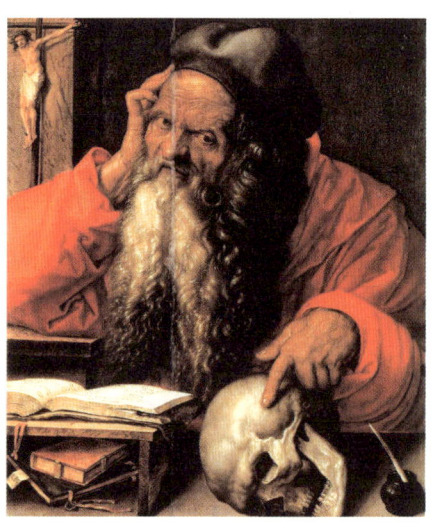

알브레히트 뒤러, 〈명상하는 성 히에로니무스〉, 1521, 리스본 국립미술관

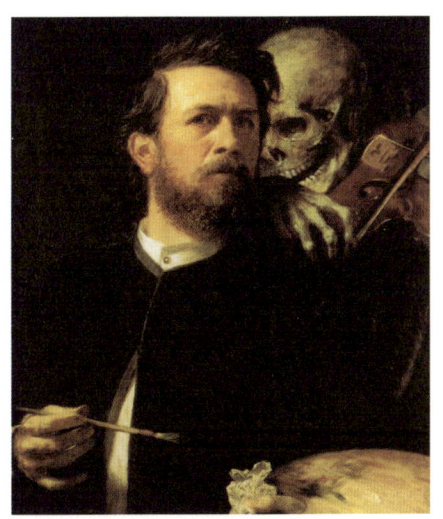

아르놀트 뵈클린, 〈해골이 있는 자화상〉, 1872, 베를린 미술관

그림에서 그림을 그리는 화가의 뒤에서 조용히 다가선 해골은 바이올린을 켜고 있다. 화가는 심각한 얼굴로 그 음악에 귀를 기울이고 있다. 즉 죽음은 더 이상 밖에서 찾아드는 것이 아니라 우리 인생에 내재되어 있는 필연적인 것이며 삶과 죽음은 공존하고 있음을 화가는 자화상을 그려 강조하고 있다.

 이런 그림이 많이 나옴에 따라 사람들은 별 두려움 없이 두개골을 몸에 걸치고 다니기까지 했으며, 그 무시무시한 '죽음의 사자'가 '덧없음'의 상징으로 변했다. 그래서 이런 바니타스를 항상 몸에 간직하고 다니며 보기 위해 문신으로 몸에 새기게 되었다. 지금은 죽음을 무서워하던 시대로부터 사람은 반드시 죽는다는 원리에 순응하고 한 걸음 더 나아가 바니타스에 힘을 줌으로써 용맹스러움 또는 경고의 뜻을 나타내는 문신을 새기기도 한다.

 이것이 점차 발전하여 군대에서도 천하무적이라는 용맹성을 나타내는 상징으로 바니타스가 사용되었는데, 이를 처음 사용한 것이 영국의 제17기병대로서 두개골에 대퇴골 두 개를 가로질러 승리와 영광의 상징으로 삼았다. 우리나라에서도 백골부대라는 명칭과 두개골의 바니타스를 사용하여 그 용맹성을 나타냈다.

해적들도 바니타스를 사용한 졸리 로저 Jolly Rodger를 해적선에 달고 다니면서 자기들의 용맹성을 과시했으며 함부로 접근하면 살해된다는 경고의 의미로 사용했다. 또 의약이나 농약 분야에서도 맹독성을 지닌 약품 표시에 바니타스를 사용하여 그 사용의 위험성을 나타냈다.

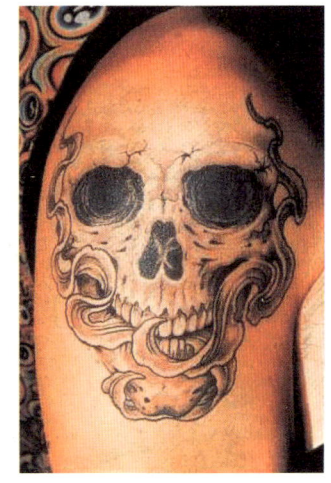

바니타스를 상징하는 문신

이렇듯 두개골은 바니타스라는 문화적인 상징으로 화가들의 과감한 작품 활동을 통해 널리 보급되었으며, 죽음을 나타내는 두개골이 우리 사회에서 여러 가지 문화적인 의미를 내포한 상징으로 사용되기에 이르렀다.

불로장생을 원하는 인간의 욕망

중국 역사에 찬란하게 빛나는 대제국 진秦을 세운 시황제始皇帝는 조趙를 위시하여 위魏, 한韓, 초楚, 연燕 등을 멸망시키고, 기원전 221년 마침내 중국을 통일했다. 그는 신神을 뜻하는 '제帝' 문자를 자신의 칭호로 삼으며 절대적인 권력을 장악하고 이 세상의 모든 것을 손에 넣었다.

그러나 시황제는 이 세상의 모든 것을 마음대로 하는 정도에 만족하지 않고 죽음조차 자신의 힘으로 컨트롤하고 싶어 했다. 그래서 그는 수상한 주술을 쓰는 방사方士나 도사道士로 불리는 사람들을 중용하게 된다. 불로불사를 설명하는 '신선사상神仙思想'은 여기서 시작된다.

특히 시황제는 서복徐福이라는 방사의 감언이설에 흥미를 보였다. 바다 가운데 있는 봉래蓬萊, 방장方丈, 영주瀛州라는 삼신산三神山에 선인仙人이 살고 있어서, 그곳에 가면 불로장생의 약을 손에 넣을 수 있다고 한 것이다.

시황제는 서복의 말을 믿고 수천 명의 소년소녀를 데리고 삼신산을 탐색하러 가는 것을 허락했다고 한다. 그러나 아무리 막대한 금액의 재산을 낭비해봐도 삼신산이 발견될 기색이 없는 데 애가 탄 시황제는 서복을 엄하게 문책하려고 했다. 그 낌새를 알아차린 서복은 수천 명의 소년소녀를 거느리고 바다 저편에 있는 섬으로 건너가, 그곳에서 왕이 되었다고 하는 재미있는 전설이 전해지고 있다.

어느 기록을 보더라도 시황제가 불로불사약을 손에 넣었다거나, 그것을 먹었다는 기록은 없다. 하지만 사마천司馬遷의 《사기史記》에는 흥미 있는 글이 적혀 있다. 시황제의 무덤인 진시황릉 지하에 궁전 같은 특별한 방이 있는데, 거기에는 수은水銀으로 백천百川, 강하江河, 대해大海를 만들고 기계를 작동시켜 물을 흐르게 했다는 것이다. 수은은 중국뿐만 아니라 인도와 일본, 그리고 유럽의 연금술鍊金術에 있어서도 불로불사의 묘약을 조제하기 위한 중요한 광물로 취급되고 있었다. 수은에는 몸속의 악령惡靈을 죽이는 효과가 있다는 믿음 때문이었다.

시황제는 이 지하궁전 안에 들어가면 설령 육체는 죽더라도 다시 부활할 수 있다고 믿었을지도 모른다. 그러나 시황제의 죽음은 여행 도중에 찾아왔다. 게다가 그가 죽은 시기는 한여름의 찌는 듯이 더울 때라 수도로 돌아왔을 때는 부패해서 형체를 찾아볼 수 없었다고 한다.

이렇게 시황제의 의도는 허무하게 무너졌다. 진시황제뿐만 아니라 불로불사의 유혹에 사로잡힌 권력자는 수없이 많다. 고대 이집트 왕은 자기 육체를 미라로 만들어 부활할 날을 믿었고, 나치의 히틀러는 초자연 현상에 열을 올려 불사의 생명을 찾길 원했다. 만유인력을 발견한 뉴턴도 연금술에 돈을 쏟아부었다고 한다.

그리고 현대과학도 불로장생의 비밀을 알아내려고 열을 올리고 있다. 운명을 거스르듯이 인간은 불로불사에 대한 끝없는 탐구를 계속하고 있다. 암 치료나 장기이식, 인공장기 개발도 크게 생각하면 그런 시도 중의 하나라고 할 수 있을 것이다.

하지만 불로불사가 과연 좋은 일일까? 만일 사람이 죽지도 않고 늙지도 않는 영원의 세계에서 살게 된다면 시간의 절약이나 일을 성취하기 위한 노력은 없어질 것이다. 즉 시간은 유한해서 되돌릴 수 없기 때문에, 사람들은 모든 일에 전력투구하게 되며, 실패하지 않고 성공하기 위해 열심히 노력하게 된다. 슬픔에 상심하고 목표를 달성했을 때 기쁨을 느끼는 것도 유한한 시간 때문이다. 만일 시간이 무한하다면 귀중한 것 따위는 아무것도 없어지고 만다. 과연 그런 인생이 정말로 좋을까? 어쩌면 우리가 살아가는 기쁨과 즐거움을 깊이 새길 수 있는 것은 인생의 종말인 죽음이 있기 때문이 아닌가 싶기도 하다.

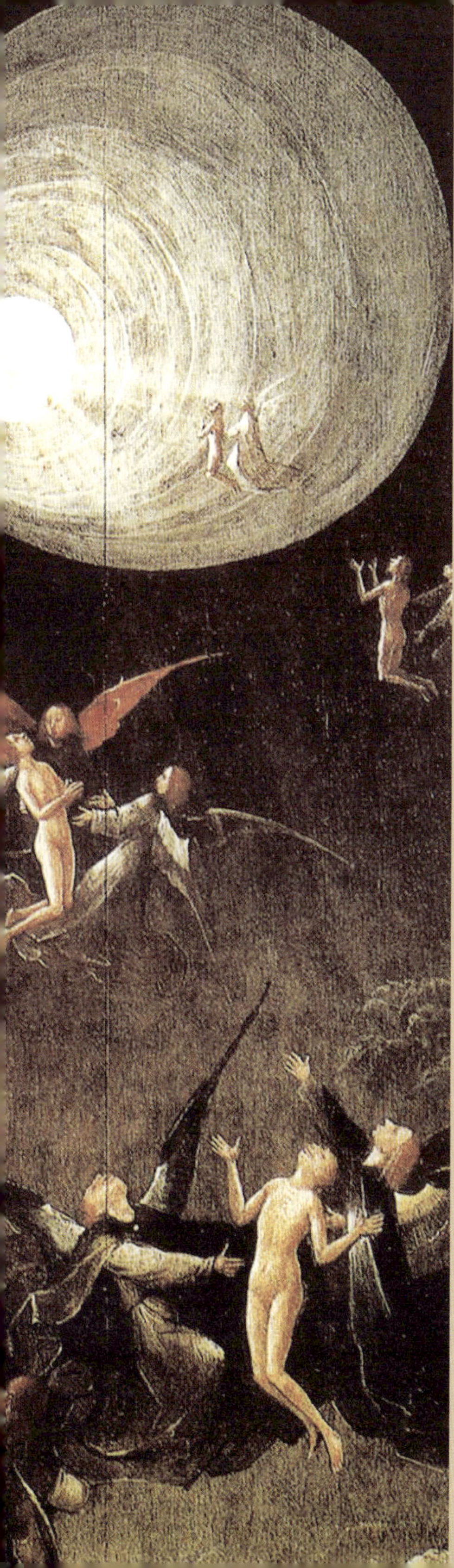

2
그림과 문신에 나타난 삶과 죽음의 위상

죽음은 인생의 완성이며 환원

인간에게 있어서 죽음은 피할 수 없는 현상이다. 즉 삶이 있으면 반드시 죽음이 따른다. 그렇기 때문에 누구나가 경험하는 숙명적인 현상이다. 또 인간의 죽음에 있어서 육체는 붕괴되고 소멸된다는 사실에 대해서는 아무런 반론이나 이의가 있을 수 없다. 그러나 죽음의 정신적인 면에 대해서는 종교, 철학, 문학 등의 분야에 따라 보는 관점과 생각에 차이가 있을 수 있으며 특히 영생은 인생의 가장 어려운 문제이다.

사랑하는 사람과 가족을 잃었을 때 실의에 차게 되고 죽음을 심각하게 생각하지 않을 수 없는 게 인간이다. 사람은 이런 과정에서 휴머니즘과 인간애의 근본을 생각하지 않을 수 없게 되고 무언가를 깨닫게 된다. 그런 관점에서 죽음은 인생 최대의 테마이며 죽음만큼 엄숙해지는 일도 없을 것이다.

또 사람들이 죽음의 고통과 공포로부터 구제받고, 죽음을 극복할 수 있을 것이라는 희망과 기대가 절실해질 때 이에 부응할 수 있는 것이 바로 종교와 철학이다. 옛날부터 지금에 이르기까지 종교와 철학은 인간의 고통과 번민을 덜어주기 위해 노력해왔으며, 더욱이 죽음은 인생 최고의 사건이기 때문에 종교와 철학의 의미를 인정하지 않았던 사람이라도 죽음을 맞이하게 되면 신을 의지할 수밖에 없다고 생각하게 되는 것 같다.

저자는 가끔 병원에서 임종이 가까워진 환자를 보게 된다. 그들이 죽음을 연장하기 위해 몸부림치는 것을 볼 때마다 드는 생각이 있다. 마치 음식물이 없을 때 공복감, 기아감을 더 느끼듯이 생명이 얼마 남지 않았을 때 생명에 대한 기아감飢餓感이 더 절실해지는 듯하다.

삶과 죽음은 빛과 어둠 같은 것으로 여겨진다. 어둠이란 원래 존재하는 것이 아니라 빛이 없기 때문에 일어나는 현상이다. 인간에게 있어서 빛과 같은 것이 생명이며, 생명이 없는 곳에서 인간은 어둠을 느끼기 때문에 죽음은 어둠의 실체가 되는 셈이다.

철학자들은 죽음을 탄생과 동일한 것으로 본다. 인간이 무無의 상태에서 태어나는 것처럼, 원래 아무것도 없던 상태에서 생명이 태어나는 것처럼, 죽음은 그 원래 상태의 무로 되돌아가는 것일 뿐이라는 생각이다. 따라서 손해 볼 것도 없고 더구나 두려워할 필요가 없다는 것이다.

결국 죽음에 대한 두려움은 인간의 나약한 본성과 죽음의 본질을 이해하지 못해서 생기는 것이다. 죽음을 멀리하고 회피하고 두려워하는 마음은 죽음의 진정한 의미를 이해하고 본질을 알면 바뀌게 된다. 즉 죽음 앞에서 태연해질 수 있고 아무 거리낌 없이 받아들이는 쪽으로 변화한다.

따라서 뛰어난 지성의 소유자들은 죽음을 당연시하며 절대 두려워하지 않는다. 즉 직접적으로 죽음을 경험해봐야 그 의미를 알게 되는 것이 아니라 정신적으로 죽음의 진정한 의미를 통찰해보고 생각해봐야 실질적으로 죽음에 대해 알 수 있게 된다는 것이다. 죽음은 단 한 번 경험할 뿐 그 경험담을 이야기할 수 없기 때문이다.

그래서 쇼펜하우어 같은 철학자는 죽음에 대해 "죽음은 인간의 배설물과 같다. 그러므로 인간들이 미라를 보존하는 행위는 배설물을 버리지 않고 보존하는 것과 같다"라고 비유적으로 말하기도 했다.

이렇게 생각하기 위해서는 죽음을 단순히 인생의 종료로 받아들여서는 안 된다. 죽음은 인생의 완성이며 환원이기 때문에 우리는 자기의 생을 완성하기 위해 신경을 써야 한다. 또한 어떻게 살아야 하는가도 중요하지만 어떻게 죽을 것인가의 문제에 대해서도 공부해야 한다.

낙엽이 다시 삶이 되듯이

　가을이 되면 죽음과 관련해서 꼭 눈여겨보아야 할 현상이 나무에서 벌어진다. 바람 한 점 없는 화창한 날인데도 나뭇잎이 한 잎 두 잎 저절로 떨어지는 것을 보게 되는데, 이것은 누가 시켜서가 아니라 나뭇잎 스스로 행하는 현상이다. 천지자연의 만물이 자연의 때에 순응하기 때문에 일어나는 일로서, 낙엽은 자연의 '때를 알고 때에 따라 움직여라!' 라는 자연의 순리를 우리에게 전해주는 지혜로운 전달자의 역할을 하는 셈이다.

　잎은 왜 여름에는 나무에서 떨어지지 않고 가을이 되어야만 떨어지는가? 이것은 자연이 준 자기의 의무를 다하기 위해서이다. 태양의 빛을 받고 땅에서 양분을 흡수하여 꽃을 피우고 열매를 맺고 나무를 성장시키는 것이 잎의 사명이고 책임이다.

　잎은 이런 자기의 사명과 책임을 다할 때까지는 결코 나뭇가지에서 떨어지지 않는다. 여름에 아무리 심한 폭풍이 불고 폭우가 쏟아져도 잎은 악착같이 가지에 매달려 있다. 그러다가 자기의 사명을 다했다 싶으면 높은 나뭇가지에서 스스로 몸을 던져 낙엽이 된다.

이렇게 해서 땅에 떨어진 낙엽은 이듬해 봄에 돌아날 새싹을 위해 자기의 몸을 완전히 희생하여 거름이 되어 없어진다. 따라서 낙엽은 우리에게 때를 알리고, 자기의 사명을 알리고, 그리고 남을 위해 몸을 바쳐야 할 때가 되면 기꺼이 희생하는 지혜와 자연의 순리를 우리에게 가르쳐주는 위대한 스승이기도 하다.

우리 몸에서도 낙엽과 같은 현상이 일어난다. 우리 몸을 구성하는 세포가 마치 낙엽과 같은 자연의 순리를 전달하고 가르치는 역할을 한다. 이것을 세포사멸細胞死滅, apoptosis이라고 한다.

'아포토시스apoptosis'는 그리스어로서 낙엽수의 나뭇잎이나 사람 몸의 세포가 떨어져 사멸한다는 의미로, 그리스어의 apo(off)와 ptosis(falling)의 합성어(falling off라는)로서 세포자살細胞自殺로 번역되기도 한다. 세포사멸은 세포가 성장해나가는 데 있어서 필수적이다. 사람 몸의 모든 세포는 성장 시기에 맞추어 생성과 사멸이 교차해 이루어져야 한다. 즉 한 세포가 죽어나가야 다른 세포의 생성과 성장이 가능하기 때문에 이런 현상이 일어나는 것으로 마치 나무에서 보는 낙엽의 지혜로운 행동과 같은 현상이라 하겠다. 또 손상된 세포가 스스로 자살함으로써 주위 세포에 나쁜 영향을 미치지 않기 위해서이다.

뇌세포는 하루에 수십만 개 단위로 죽는다는 이야기를 들어본 적이 있을 것이다. 이처럼 뇌세포는 재생되지 않고 날마다 사라져간다. 그럼에도 불구하고 우리는 살아 있다. 인간이 생명활동을 영위하는 것은 몸속의 기관, 조직, 세포가 살아 있기 때문인데 미시적인 시점에서 보면 살아 있는 동안에도 죽는 세포가 있다. 즉 우리는 신체 내부에 몇 개나 되는 세포의 죽음을 안고 살아가고 있어 이른바 죽음을 내포하면서 살아가는 셈이다.

세포자살은 1980년대 중반 이후 과학자들에게 널리 알려졌다. 암 면역질환 등 불치병으로 알려진 각종 질병의 근본 원인이 세포들이 너무 빨리 죽거나 반대로 너무 오랫동안 죽지 않기 때문이란 것이 확인되면서이다. 암, 에이즈, 치매, 류머티즘 관절염 등은 세포자살이 제대로 이루어지지 않아 발병하고 반대로 치매나 뇌졸중은 뇌세포가 너무 빨리 죽어 탈이 되는 경우이다.

자의식이 없는 세포가 자살한다니 우스운 이야기처럼 들리겠지만, 세포가 자살을 선택하는 이유는 자신이 죽는 것이 전체 개체에 유익하기 때문이다. 즉 자신을 던져 전체를 살리는 낙엽과 같은 희생정신을 발휘하는 것이다. 세포가 자살을 선택하는 이유가 '희생정신' 때문이라는 사실을 알게 되면 놀라지 않을 수 없다.

'세포자살'이 있다는 말은 '세포타살'도 있다는 말이 된다. 그렇다. 세포의 타의적인 죽음은 네크로시스necrosis, 壞死라고 한다. 세포의 타살과 자살은 그 과정과 형태에서 분명한 차이를 보인다.

타의적인 죽음인 네크로시스는 세포가 손상돼 어쩔 수 없이 죽음에 이르는 것을 말하는데, 세포 안과 밖의 삼투압 차가 생겨 세포 밖의 물이 세포 안으로 급격히 들어가 세포가 팽창하다 못해 터져서 죽게 되는데 이것은 마치 풍선에 바람을 계속 불어넣으면 터지는 것과 같은 현상이다.

반면 자의적인 죽음인 아포토시스는 세포 스스로가 죽기로 결정하고 세포 안에 갖고 있는 생체 에너지인 ATP 물질을 적극적으로 소모하여 죽음에 이르게 되는데, 이 과정에는 유전자가 작동해 죽음에 이르게 하는 단백질을 만들어낸다. 따라서 네크로시스와는 정반대로 세포는 축소된다.

인체 내에서 세포자살이 일어나는 경우는 크게 두 가지이다. 하나는 발생과 분화의 과정 중에 불필요한 부분을 없애기 위해서 일어나는데, 올챙이가 개구리로 되면서 꼬리가 떨어져나가는 것을 생각하면 쉽게 이해가 될 것이다. 즉 꼬리 부분의 세포들은 이미 죽음이 예정돼 있었던 것으로 이런 과정을 PCD(programed cell death)라고 한다. 즉 아포토시스가 형태학적 사건을 표현하는 명칭이라면 PCD는 기능적인 변화를 표현하는 것인데 최근에는 이 두 가지 용어를 동의어로 사용하고 있다.

이처럼 아포토시스는 우리 몸이 제대로 기능하도록 도와주며, 정상세포가 암이 되지 않도록 우리 몸을 보호하는 중요한 역할을 담당한다. 자신이 죽어야 할 때가 되면 이를 알아차리고 기꺼이 죽어가는 것이다. 사람도 이렇게 세포처럼 사회의 이익을 위해 자신의 희생을 감수할 수 있다면 우리가 속한 사회는 질서가 유지되는 평화스러운 사회가 될 것이 틀림없다.

우리 몸의 기본을 이루는 것은 눈에는 보이지 않은 아주 미세한 세포들이다. 세포들은 우리 몸의 질서를 유지하여 건강을 지키기 위해 서슴지 않고 자살을 행동으로 옮기는 용감한 일을 감행한다. 그런데 세포들의 주인인 사람은 그것을 모르고 있다. 그러므로 이러한 세포의 생각과 행동을 이해하는 일은 인간이 사생관을 정하는 데 매우 중요한 작용이 될 수 있다.

죽음을 형태로 표현한 화가

　세포의 사멸과 잎이 낙엽이 되는 희생적인 순환을 인간의 생애로 표현한 화가가 있다. 스위스의 화가 파울 클레 Paul Klee(1879~1940)는 매우 독창적인 회화 언어로 사물의 본질적이고 정신적인 의미를 전하려고 한 천재적인 추상화가이다. 독자적으로 활동했지만 미술사에 큰 영향을 미친 그의 작품들은 무한히 다양하고 깊이 있는 예술세계를 이루고 있는 데다가 불가사의할 만큼 서로 대립하는 요소들이 공존하고 있어서 이해하는 데 어려움이 따른다. 그의 작품들은 공상적인 상형문자와 자유로운 선묘로 말미암아 때때로 아동 미술을 연상시키는데, 그의 작품을 이해하기 위해서는 그의 생각을 알아볼 필요가 있다.

　클레는 자기가 표현하는 선에 대해서 다음과 같이 기술했다.

　"운동의 행위를 처음 일으키는 선線, 계속되던 운동이 잠시 휴식을 취하거나 중단되는 선, 운동의 계속과 휴식이 반복되는 분절分節된 선, 얼마

만큼 멀리 왔는가를 돌이켜보는 반대 운동의 선, 마음속에서 이리 갈까 저리 갈까 망설이는 선의 묶음, 처음 만날 때 기쁨이 따르는 수렴收斂의 선, 점차 사이가 벌어지면서 달리게 되는 평행선 등 많은 종류의 선에 강약을 더해서 나의 작품에 표현했다."

클레는 1934년 처음으로 런던에서 전시회를 가졌으며, 베른과 바젤에서는 1935년 대규모 회고전이 열렸다. 그해 여름 화가는 홍역을 수반한 기관지염이 발병해 폐병과 심장병의 합병증이 생겨났다. 또 근육과 피부, 점막을 마르고 굳어지게 하여 심장까지 파고드는 희귀병인 경피증硬皮症, scleroderma의 진단까지 받게 되었다.

경피증이란 피부가 경화硬化되는 만성질환으로 두 종류가 있다. 그 병변이 내부 장기의 침범 없이 피부에 국한해서 머무는 반상경피증斑狀硬皮症과 전신의 각 장기를 침범하는 전신성경피증全身性硬皮症이 그것이다. 후자의 경우에는 주로 식도, 폐, 심장, 신장 등의 장기가 침범되어 연하곤란嚥下困難이라 해서 음식을 삼키기가 곤란해지며, 폐에 섬유가 침착해서 호흡하기가 어려워지고, 심장이나 신장을 침범해 장애를 일으켜 고혈압이 돼 상당한 고통을 받다가 사망하게 되는 병인데, 클레는 전신성경피증이었다.

그가 발병하여 사망하기까지 5년이 걸렸다. 그리고 이 기간에 그린 작품들 중에는 죽음과 관련된 그림들도 있다. 이 그림들에는 불치병이 그의 작품에 끼친 영향과 그가 닥쳐오는 죽음을 어떻게 생각했는지 엿볼 수 있는 흔적들이 남아 있다.

당시에 그린 많은 그림들에서 클레는 캔버스 위에 상형문자 같은 선들을 직접 붓으로 그리기를 주저하지 않았으며 굵고 진한 색의 기호들을 통해 개인적인 메시지를 사람들에게 전달하려고 했다.

그는 이렇게 말했다.

"색채와 나는 하나이다."

"나의 미술은 마치 나무처럼 상상력이라는 깊숙한 땅속의 영양분을 한데 모아 몸속을 통과시켜 분출한다."

"자연에 충실하다는 것은 모방이 아니라 처음에 조물주가 이 세상을 어떻게 만들었는지를 생각해보는 것이다."

이러한 의미를 잘 표현한 작품으로 〈루체른 근교의 공원〉(1938)을 들 수 있다.

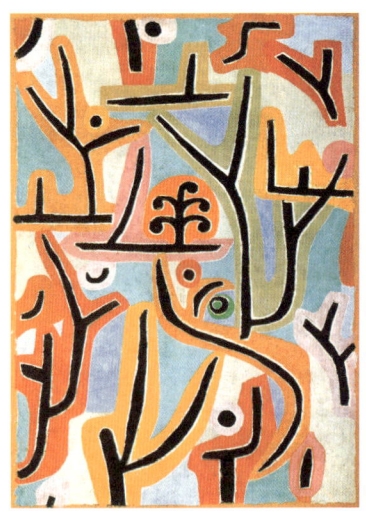

파울 클레, 〈루체른 근교의 공원〉, 1938, 베른 미술관

이 작품의 화면 중앙에는 발아發芽한 식물의 잎사귀 같은 작은 식물을 놓고 주변에는 공원에 있는 여러 가지 식물을 배열해놓고 있다. 즉 추상적인 곡선과 원, 삼각과 사각 등의 요소가 서로 결합되어 이루어지는데 풍부한 암시가 생성의 비밀로서 시적 요소와 건축적인 요소가 결합된 꿈이 작은 화면에 다종다양하게 실현된다. 그의 화면에 나타나

는 형상은 이승과 저승의 바람을 타고 생성, 성장된 현상인 양 신비의 눈을 뜨게 한다.

나무나 과일을 암시하는 검은 기호記號는 흰색 테두리로 둘러져 그 검은 기호들을 돋보이게 하며 또 그 주변은 따스하면서도 부드러운 감을 주는 색채들로 감싸여 있어 검은 기호들은 튀어나와 보이면서 그 존재가 한층 더 돋보인다. 색의 배열과 배합은 화면 전체를 더욱 화려하고 빛나게 한다. 클레는 많은 작품에서 선에 대해서 생각해낼 수 있는 모든 선의 모양을 시도한 것을 볼 수 있는데, 이는 클레의 회화 탐구와 병행하여 그때그때의 심정과 결부되어 탄생한 감정의 선으로 보아도 좋을 것 같다. 즉 생명적인 과정이나 시간의 과정은 직선상에 있는 것이 아니라 반복, 순환, 왕복을 표현하고 있다. 이것은 식물만이 아니라 동물의 생명에도 통용됨을 의미한다.

이 작품은 만년의 클레가 도달한 가장 행복한 회화시繪畵詩의 세계를 암시하여 '예술은 눈에 보이는 것을 새삼 제시하는 것이 아니고 눈에 보이지 않는 것을 보이도록 하는 것이다' 라는 그의 신념을 잘 나타내고 있다.

그는 창조에 대한 신념으로 '보이지 않는 힘', 즉 사물의 근본을 창조의 용광로에 넣어 그곳에서 보이게 할 수 있는 요소들을 추려내 구성요소로 삼는다. 그래서 비할 데 없이 복잡한 듯 보인다. 그렇지만 그 본류를 따라 올라가면 보이지 않았던 근원을 찾아낼 수 있다. 즉 생명은 순환, 왕복, 반복 등을 통해서 사멸과 재생이 반복됨을 표현하고 있다.

클레의 다른 작품 〈푸른 과일〉(1938)은 앞의 〈루체른 근교의 공원〉의 자연의 생명적인 과정과 시간의 흐름으로 이루어지는 공간의 변화를 좀

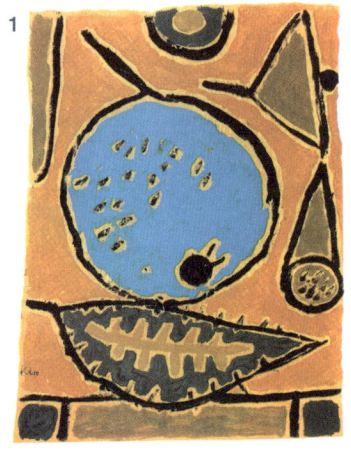 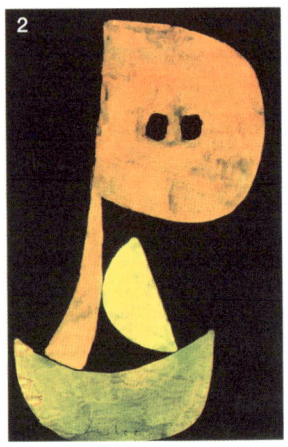

1 파울 클레, 〈푸른 과일〉, 1938, 베른 미술관
2 파울 클레, 〈고지식한 얼굴〉, 1939, 베른 미술관

더 구체화시키는 한편, 한 걸음 더 나아가 자연에 순응하기 위한 생명의 사명과 희생을 구체화한 것으로 보인다. 즉 엷은 다갈색의 공간에 거칠면서도 단순한 검은 선이 모든 형태의 윤곽을 이루고 있다. 중앙의 둥근 모양의 푸른 빛깔 과일, 그 밑에는 나무 잎사귀가 있는데 약간 짙은 녹색과 가운데 생선가시 모양의 옅은 녹갈색으로 이루어져 있다.

또 그림의 꼭대기 중앙의 둥근 원은 태양을, 맨 아래의 사각형은 대지를 의미하는데 그 빛깔을 잎사귀의 빛깔과 같은 짙은 녹색과 옅은 녹갈색으로 표현해 잎사귀는 태양과 대지, 즉 자연의 시간적인 대화로 이루어짐을 표현했다. 그림 오른쪽의 두 개의 옅은 녹갈색 삼각 모양은 암술과 수술을 표현한 듯하며 동시에 앞이 뾰족한 것으로 시간의 흐름을 표현해 생명의 순환을 나타내고 있다.

이렇듯 지구상의 모든 생명체는 자연의 섭리에 순응하고 있는데, 특히 열매는 푸른 하늘빛으로 표현되어 자연의 모든 생물이 생명을 유지하는 데 자원이 되는 하늘의 선물을 의미한다. 잎사귀의 가장자리에는 가시가 돋아 일부는 이미 대지로 함입되어 다음의 새싹에 영양이 되는 자기희생을 표현한 것으로 해석된다.

이는 불치병으로 죽음이 가까워옴을 느낀 화가가 납덩이가 짓누르는 것 같은 답답하고 불안한 마음으로 성찰한 자연 속 생명의 사명과 희생이라는 순환을 보여줌으로써 이것이 곧 사람에서도 마찬가지로 느껴진다는 것을 표현한 것으로 보인다.

또 다른 작품 〈고지식한 얼굴〉(1939)에는 우주의 어두운 공간을 헤치고 목적 없는 항해를 계속하는 사공의 심각하게 고지식한 얼굴이 나온다. 그의 눈은 해골의 안와眼窩보다 더 깊숙이 들어가 있다. 죽음이 다가오는 것을 느끼는 화가의 심정을 표현한 것이다. 아마도 황천길로 가는 배의 사공인 카론Charon의 모습을 표현한 것인지도 모른다. 그러나 사공은 사나워 보이지 않고 친숙함이 느껴진다. 죽음과 타협하려는 화가의 심정을 드러낸 것이 아닌가 싶다. 클레의 심리 표현은 이렇듯 언제나 복합적이다.

1940년 초 클레는 다음과 같이 썼다.

"내가 비극적인 길에 접어든 것은 결코 우연이 아니다. 내가 그린 수많은 소묘들이 이미 그 길을 가리켜왔으며 '이제 때가 되었노라'고 한다."

이 무렵 그는 〈죽음과 화염火焰〉(1940)이라는 작품을 그렸는데, 그의

'진혼곡'이라 할 수 있는 작품으로 눈앞에 다가온 자신의 죽음을 예견한 듯한 그림이다.

〈죽음과 화염〉은 죽음이 가까이 다가온 것을 느껴서인지 죽음의 얼굴을 직접적으로 표현하고 있으며 상당히 심각한 의미를 내포하고 있다. 평소 클레는 죽음을 인간의 파괴가 아니라 인간 삶의 완성으로 보아야 한다고 주장해왔다. 따라서 그림 가운데에 의미를 알 수 없는 애매한 미소를 짓고 있는 얼굴은 죽음의 얼굴로 볼 수 있다. 그 죽음의 얼굴 뒤 오른쪽에는 지팡이를 든 한 사나이가 있고, 그림의 왼쪽에는 금색의 신비한 구체球體가 하나 떠 있는데 이것은 죽음의 세계인 저승을 의미하는 것으로 보인다. 지팡이를 든 사나이는 저승사자이다. 저승을 향하고 있다는 것은 저승사자가 죽음을 저승으로 안전하게 모시기 위해 길 안내를 하고 있는 것을 의미한다.

죽음의 얼굴 바로 위에 세 줄기의 검은 선은 불길을 의미하는 것으로 그 주변의 붉은색과 죽음의 얼굴의 흰색, 그리고 죽음의 얼굴을 지지하고 있는 대지의 푸른색 등의 빛깔은 불과 물을 상징하는 것으로, 죽음의 승리를 부정하는 순수한 자연의 모든 원소元素로의 환귀를 의미한다. 화가의 죽음에 대한 철학을 표현한 것이다. 또 화면에는 TOD라는 독일어로 죽음이라는 문자가 있는데, 이로써 죽음을 함축한 그림이라는 것을 알 수 있다.

클레의 작품 〈묘지〉(1939)에는 반듯하게 꽂힌 7개의 검은 십자가, 누워 있는 1개의 십자가, 두 그루의 검은 나무가 묘지를 상징한다. 검은 태양과 원경의 화살표 모양의 검은 나무는 천국을 가리키는 듯하다. 클레가 죽기 1년 전에 그린 작품인데, '묘지'라고 제목을 붙인 것으로 보아 아무래도 죽음을 예감하면서 제작한 듯하다. 클레는 4년 전부터 지병 때문에 담배와 술이 금지되었고 그렇게 좋아하던 바이올린도 켤 수 없었다.

그의 묘비에는 일기에서 따온 다음과 같은 구절이 새겨져 있다.

"이 지상에서 나는 전혀 이해될 수 없는 인간이다. 왜냐하면 나는 아직 태어나지 않은 존재들에게서만큼이나 죽은 자들에게서 편안함을 느껴 행복하게 살 수 있기 때문이다."

그는 이렇게 보통 사람으로서는 이해하기 어려운 말로 스스로에 대해서 말했다. 천재 화가로서 깊은 자기 성찰과 단련이 느껴지는 구절이기도 하다.

클레의 작품은 어린이 화풍이라고 평해질 정도로 원색적인 화려함이 돋보인다. 하지만 그런 것과는 상반되게 그의 그림에는 삶과 죽음의 공

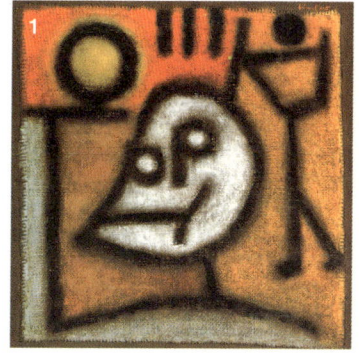
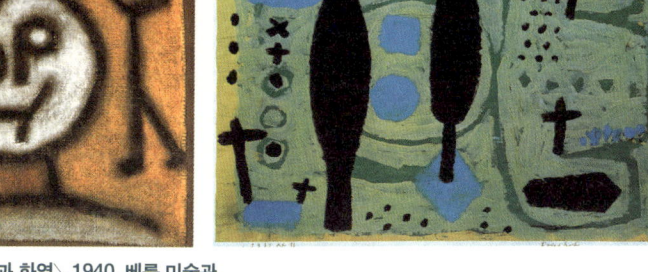

1 파울 클레, 〈죽음과 화염〉, 1940, 베른 미술관
2 파울 클레, 〈묘지〉, 1939, 베른 미술관

존을 어떻게든 표현하려 한 흔적이 역력하다.

  그는 묵묵히 아름다운 자연으로부터 폭풍과도 같은 감정의 응어리들을 구체화시켰다. 그가 끊임없이 실험하고 새롭게 시도한 자신만의 상징적인 기호언어 속에는 그의 죽음에 대한 독특한 개념이 깃들어 있는데, 잎사귀의 낙엽화 그리고 낙엽의 희생적 순환을 일찌감치 감지하고 있었던 듯 보인다.

문신, 몸을 캔버스로 사용하다

문신文身, tatoo이란 몸에 문자나 그림을 새기거나 그리는 것을 의미하며, 입묵入墨이라고도 한다. 그 기원은 이렇다. 육지나 산악지대에 살던 사람들이 몸에 상처가 생기면 그 상처에 붉은 흙이나 누런 흙이 들어가 피부가 착색되고 그것이 평생 지워지지 않고 남았다. 여기서 착안하여 일부러 피부에 상처를 내고는 타다 남은 재, 매煤, 먹물 등 여러 가지 색소를 칠하여 영구적인 문신을 만들게 되었다.

바다에 나가 고기를 잡는 어부들은 큰 물고기나 바다 짐승으로부터의 위해에서 벗어나기 위해서 문신을 새겼으며 또 바다에서 사망하는 경우 그 시체를 식별하는 데 도움이 되도록 문신을 새겼다는 기록이 있다.

이것이 점차 발달해 종족과 민족을 나타내는 수단으로 문신이 이용되다가 나중에는 신분을 나타내는 표식으로 사용되기도 했다. 특히 남태평양 폴리네시아의 여러 섬에서 문신이 매우 발달했다. 이 섬에서는 문신을 'tautau'라고 했는데 예술적이라는 의미이다. 영국의 쿡$^{James\ Cook}$ 선장이 원주민들의 몸에 새겨진 화려한 그림을 원주민의 말을 따서 'tatoo'라고 한 것이 문신의 어원이라고 한다.

우리나라 옛 여인들도 문신을 새겼다. 같은 동네에서 살던 친구들 간에 훗날 시집을 가서 헤어져도 잊지 말자는 맹세의 뜻으로 바늘에 낀 실에다 먹물을 칠해 그것으로 피부를 통과시켜 푸른 빛깔의 점 모양을 만들었다. 친구에 따라 하나나 둘 또는 서너 개를 만들어 기억하는 데 도움이 되게 했다.

양반들은 자기 수하의 종들이 도망가지 못하게 하기 위해서 몸에 문신을 새겼다. 연산군 시대에는 노비가 도망치다 잡히거나 또는 도망쳐 다른 곳에서 살다가 잡히면, 남자의 경우는 왼쪽 뺨에 노奴 자를, 여자의 경우는 오른쪽에 비婢 자를 새겨 도망친 것에 대한 형벌로 삼았다. 이렇게 되자 문신은 추하고 상스러운 것, 즉 형벌의 수단으로 사용되었다. 하지만 형벌의 목적으로 새겨놓은 문신이 옷에 가려 잘 나타나지 않자 언제나 밖으로 드러나게 하기 위해서 얼굴에 문신을 새기기 시작했다. 그 대표적인 것이 이마에 경黥 자 또는 이를 나타내는 그림을 새긴 것이다. 따라서 얼굴에 경의 표시가 새겨지면 범죄를 저지른 전과자라는 표시를 평생 낙인 찍힌 상태에서 살아갈 수밖에 없어 가장 가혹한 형벌의 하나가 되었다.

이러한 연유에서 유래된 것으로 '경을 칠 놈'이라는 욕이 나왔다. 경을 친다는 것은 이마에 문신을 새긴다는 말로, 그것을 새길 때의 고통이 심하고 또 새겨지면 범죄자 낙인이 찍혀 평생을 지내야 하니 일종의 종

신형이나 다름없는 형벌이었다. 그래서 '경을 칠 놈'이라고 하면 가장 나쁜 욕이 되었던 것이다.

문신은 법의학 분야의 실무에서 신원을 확인하는 데에 자주 쓰인다. 문신에 새겨진 글 또는 그림은 모양, 크기, 색깔, 위치가 모두 달라 그 사람의 취향, 결심을 잘 나타낸다. 또 감상적이고 낭만적인 것이 많으며 종교적인 상징물도 있다. 특히 자학적인 쾌감을 통해 불안과 두려움을 해소하려는 사람들에게 문신은 더없는 치료제가 되기도 했다.

문신 중에는 생生과 사死를 심각하게 표현한 것이 있어 그 의미가 일반 그림에서 보는 것과는 판이하게 다른 생의 절박함과 죽음의 덧없음을 나타내 에로스eros와 타나토스thanatos를 직설적으로 표현한 것도 있다.

과거의 문신은 피부에 상처를 내고 거기에 색소를 바르거나 주입하는 형식이어서 상당한 통증이 따르기 때문에 문신을 새긴다는 것은 고통스러운 일로 여겨졌다. 하지만 근래에 와서는 보디 페인팅이라 해서 피부에 상처를 내지 않고 물감으로 몸에 그리기 때문에 문신의 개념이 달라졌다.

2002년 월드컵 축구 경기 때 보디 페인팅이 크게 유행했는데, 그 이후로 축제나 의사표시에 많이 활용되기 시작했다. 그런가 하면 병역을 기피할 목적으로 온몸에 혐오스러운 문신을 새겨 사회적인 물의를 일으킨 일도 있다.

아무튼 이제는 문신이 우리의 몸을 캔버스로 사용하는 Tatoo Art로서 자기가 좋아하는 명화를 몸에 그려 간직할 수 있는 하나의 예술로 발전하고 있다.

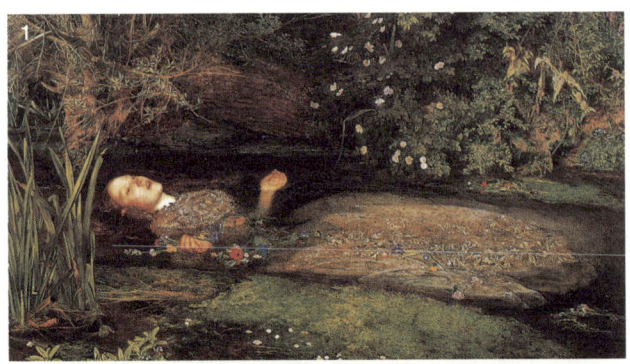

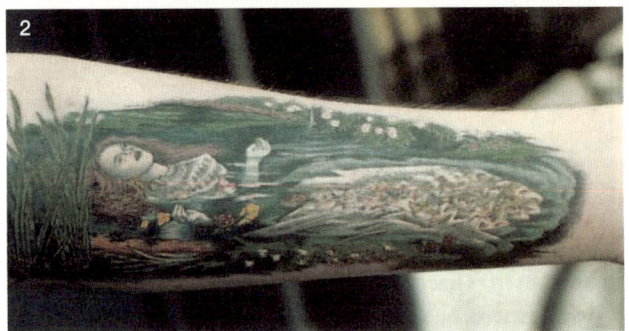

1 존 에버릿 밀레이, 〈오필리아〉, 1851, 런던 테이트 미술관
2 바브 로버트, 〈오필리아〉의 문신, 1998

    문신이 과거에는 색정적인 장식, 힘의 과시, 사랑의 표지, 변치 않는 굳은 의사의 표시, 종교적인 상징물, 신분, 계급, 지위, 집단 구성원의 식별, 그리고 몸을 보호하거나 병을 예방하거나 치료하는 주술적인 목적이나 형벌의 목적으로 사용되었지만 지금은 몸에 그려지는 예술로 발전하고 있다.

    이렇게 문신이 예술적인 목적으로 사용되는 데에도 국가나 민족, 종교 등에 따라 그 특색이 나타나는데 예를 몇 가지 들기로 한다.

서양 사람들은 거장들의 명화를 즐겨 몸에 그렸다. 이러한 예로 영국의 화가 밀레이John Everett Millais(1829~1896)의 〈오필리아〉(1851) 그림 문신이 있다. 중국인들은 산수화나 종교적 상징을 즐겨 그렸고, 남방의 섬 사람들은 옛 자기네 문양을 몸에 그려 몸의 보호, 질병의 예방이나 치료, 그리고 주술적인 효과까지 노렸다.

문신으로 기억하는 메멘토 모리

해골 그림 바니타스 속에는 중세 메멘토 모리의 여운이 남아 있다. 메멘토 모리란 항상 죽음을 생각하며 경건하게 기도하는 마음으로 사는 것을 의미한다. 이것이 바로 바니타스의 종교적 요소이다. 이러한 종교적 메시지에도 불구하고 중세의 마카브르와 바니타스 사이에는 큰 차이가 있다.

이렇게 항상 죽음을 생각하라는 뜻의 메멘토 모리를 나타낸 문신이 79쪽 그림이다. 왼쪽은 생과 사가 하나로 맞붙어 있다는 것을 표현한 문신으로서 해가 뜨는 아침에 한 젊은 중이 할복을 시도하는 모습을 그려 죽음의 순간에 삶과 죽음이 하나로 맞붙어 있다는 깨달음을 얻는 것을 표현하고 있다.

이는 마치 열반에 들면 무아지경에 도달하여 연꽃 옥좌 위에 앉아 있는 것과 같고, 그 눈앞에 '영원'이 떠오름을 표현했다. 연꽃이 더러운 물

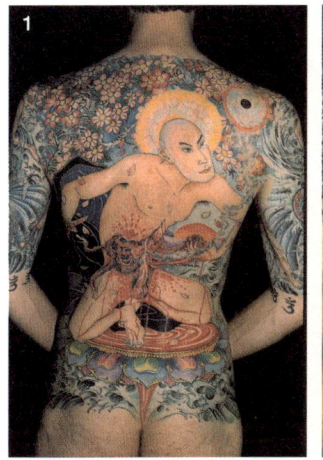 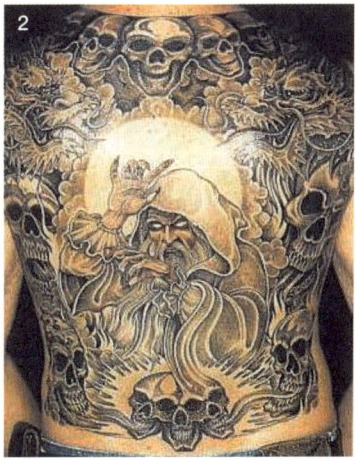

1 생과 사는 하나로 맞붙어 있음을 표현한 문신
2 메멘토 모리를 상징하는 문신

에서 자라면서도 그 순수함과 아름다움을 간직하는 것과 같이 깨달음을 얻은 인간은 그 순간부터 보다 좋은 인생이 되는 것을 의미한다.

　연꽃 옥좌에서 흘러내린 피는 흐르고 흘러 호수처럼 고이고 그 위에 생겨나는 파문은 마치 거칠고 불확실한 현세의 삶과 같음을 상징한다. 그림 윗부분은 벚꽃으로 덮여 있는데 활짝 피었던 꽃잎이 하나씩 떨어지는 것은 우리 인생살이의 근본과도 같기 때문에 사람은 항상 죽음을 생각하며 살아야 한다는 메멘토 모리의 교훈을 담은 문신이라 할 것이다.

　오른쪽은 남녀노소를 막론하고 누구에게나 죽음이 찾아들기 때문에 사람은 항상 죽음을 생각하며 경건한 마음으로 살아야 한다는 의미가 내포된 문신이다.

　바니타스는 반드시 정물로만 나타내는 것이 아니라 대개 두 가지 요소로 표현된다. 즉 정물, 초상, 풍경 등과 함께 표현되기도 하지만 촛불, 모래시계와 같은 무상함의 상징과 함께 그 의미를 한층 더 강조하기도 한다. 그런 것을 표현한 문신이 아래 왼쪽 그림이다. 즉 죽음은 누구에게나 찾아든다는 의미로 두개골, 모래시계, 낫 등 메멘토 모리를 강조하는 상징들을 새긴 문신이다.

고전에서는 현세의 쾌락을 즐기다가 죽은 죽음의 상징을 해골로 표현했다. 그래서 해골이 등장하는 술자리는 향락의 자리이며 이 세상의 고통을 씻어버리는 자리로 여겼다. 해골은 죽음을 보증하는 삶의 덧없는 기쁨이다. 무겁고 어두우며 비참한 의미가 아닌 것으로 해석한 것이다.

폼페이의 모자이크 작품에 술집 간판의 표시로 해골을 그린 것이 남아 있는데 아래 오른쪽 그림은 폼페이의 술집 간판 그림을 본떠서 만든 문신이다. 해골은 양손에 술병을 들고 있으며 죽음의 공포와는 거리가 먼 매

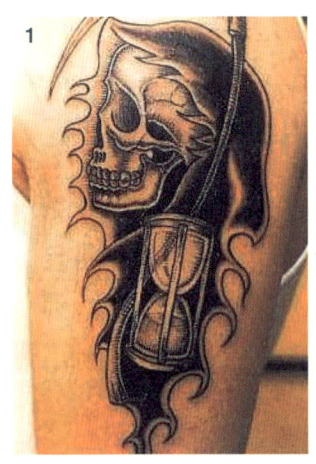 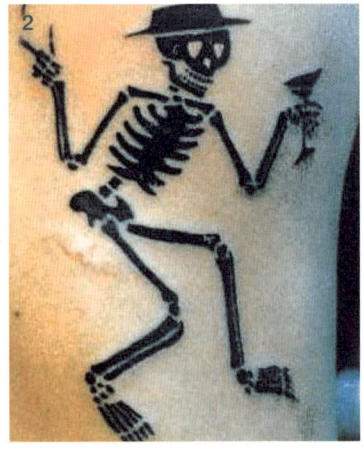

1 모래시계, 낫, 촛불은 죽음을 의미해 결국 메멘토 모리를 상징하는 문신
2 술, 담배, 쾌락 속에도 메멘토 모리가 함축되어 있음을 시사하는 문신

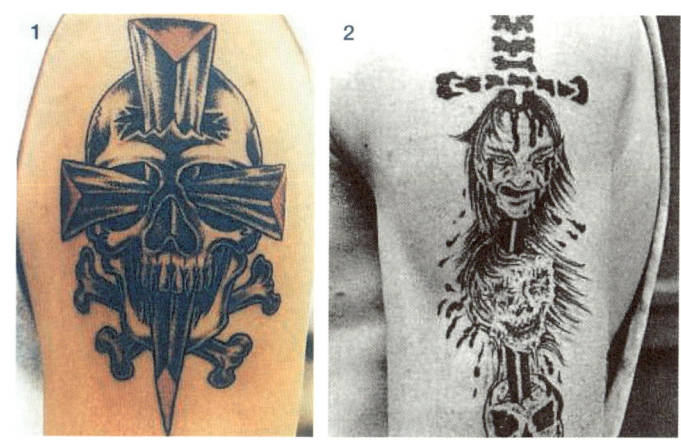

1 영혼불멸의 상징인 십자가를 죽음에 꽂아 메멘토 모리를 상징
2 생과 사에 칼을 꽂아 메멘토 모리를 상징

우 코믹한 표정이다. 사람들을 술집으로 유인하는 의미를 표현한 것이다.

또 이러한 죽음의 상징인 바니타스에다 영혼불멸의 상징인 십자가를 꽂거나(위 왼쪽 그림), 칼을 꽂아서(위 오른쪽 그림) 죽음을 죽임으로써 영원히 죽지 않음을 표현한 문신을 몸에 새기기도 했다.

이제 죽음을 무서워하던 사람들은 반드시 죽는다는 원리에 순응하는 쪽으로 변화했고 한 걸음 더 나아가 바니타스에 힘을 실음으로써 용맹스러움 또는 경고의 뜻을 나타내기에 이르렀다.

이런 여러 의미를 가진 바니타스는 지금도 문신으로 많은 사람들이 몸에 새기고 있다.

문신에 나타나는 에로스와 타나토스

에로스와 타나토스가 성性과 죽음을 의미한다는 점에서 생각할 때, 이는 인간 사회에서 가장 오래되고 중요한 과제였다. 그래서 이 두 가지 문제는 인간 사회를 엄격히 규제하는 많은 규칙을 만드는 바탕이 되었다.

어느 사회를 막론하고 도덕과 터부의 중심이 되는 것은 성과 죽음의 문제이며 이것이 공동체의 삶을 지탱하는 두 개의 축이 되었다. 그리고 여기서 발생하는 혼란은 공동체 전체를 파괴할 수도 있다는 것을 알게 되었다.

따라서 이 영역을 슬기롭게 규제하느냐 못하느냐는 공동체 전체의 사활이 걸린 문제였다. 그래서 어느 사회를 막론하고 이 두 문제를 엄격한 도덕과 터부의 대상으로 묶어놓고 감시해왔다.

에로스와 타나토스를 동일시하는 것은 중세로부터 내려오는 전통이었다. 그러나 16세기부터 이 전통에 새로운 변화가 생겨 '에로스는 타나토스'로, 즉 '정욕은 사망에 이르는 길'로 여겨졌다. 그러던 것이 바로크 시대에 이르러서는 '타나토스는 에로스', 즉 '죽음은 사랑'으로 바뀌게 되었다.

죽음은 사랑이 되고, 시체는 정욕의 대상이 되었다. 낭만주의 시대에 등장한 네크로필리아 necrophilia(시체음욕증)가 이 시기부터 사람들의 무의식 속에서 서서히 싹트기 시작했던 것이다. 85쪽의 그림 1은 한스 발둥 Hans Baldung(1484~1545), 일명 그리언 Grien이라 불리는 화가의 〈죽음과 소녀〉(1517)라는 작품으로 전설적인 메멘토 모리를 그림으로 표현한 것이다. 죽음의 사자가 소녀의 머리채를 잡고 죽음을 재촉한다. 소녀는 눈물을 흘리며 두 손을 모아 애원하는데 삶을 체념할 수 없는 모양이다. 이 작품은 중세가 끝날 무렵에 사람들이 죽음 앞에서 갖게 되는 공포감을 나타내고 있다. 죽음의 태도를 보면 다정한 포옹이 아니라 난폭한 태도를 보이는데 소녀의 머리채를 사정없이 휘어잡고 있다.

중세까지만 해도 죽음은 난폭하지 않았으며, 종교적 의식 속에 갇혀 얌전히 길들여져 있었다. 그러던 죽음이 서서히 야성화되었는데, 이 작품은 16세기 초부터 등장하기 시작하는 죽음에 대한 새로운 태도를 보여준다. 바로크 시대에 나타날 성에 대한 새로운 태도, 즉 사디즘 sadism(가학증)의 경향을 예고하고 있는 것이다.

그림 2 역시 한스 발둥의 작품으로 〈여인과 죽음〉(1517)이라는 제목인데 죽음이 여인의 볼을 깨물고 있다. 여기서 사디즘은 시체를 먹는 카니발리즘 cannibalism으로까지 번지게 된다. 이러한 에로스와 타나토스를 모방해서 나타낸 문신이 그림 3이며, 여기서 죽음의 상징인 해골은 여인을

매우 거칠게 다루고 있다.

　우리나라에서도 문신은 남녀간에 사랑을 맹세하고, 다짐하고, 간직하기 위한 수단으로 이용되어왔다. 이렇게 사랑을 다짐하는 문신에는 글자와 그림이 쓰였는데, 글자로는 대략 300여 종류가 새겨진다. 이중 가장 많이 사용되는 글자로는 '일심一心'이 있으며, '사랑' 또는 'love', 그리고 애인의 이름을 새기는데 한글 또는 영어로 이니셜만을 쓰기도 한다.

　일심은 주로 한자로 썼는데, 그 이유는 획수가 적고 간단하기 때문이다. 사랑이 변함없다는 일편단심一片丹心을 나타내기 때문에 가장 많이 사용된다. 그리고 사랑이라는 글자와 애인의 이니셜 또는 사귄 날짜 등을 선호하는 경향을 보여준다.

　사랑 표시의 그림으로 가장 많이 그려지는 것으로는 하트 마크와 하트 마크에 화살이 박힌 것인데 이는 자기의 사랑이 적중한 것을 의미한다(그림 4). 때로는 불사不死, 즉 사랑은 죽지 않음을 나타내는 것으로 死 자 안에 두개골을 그려넣어 메멘토 모리를 나타낸다(그림 5).

　정신분석학자 프로이트 박사가 지적했듯이 사람의 본능에는 에로스와 타나토스, 즉 성욕과 죽음에 대한 본능이 존재한다. 성욕은 창조의 근원이며 죽음의 본능은 파괴의 근원이라 하겠다. 그런데 실제에 있어서 이 두 가지 욕망은 서로 얽혀 새로운 것으로 변신한다. 즉 에로스의 본능에 타나토스가 병적으로 합해지면 그 사람은 강간, 가학 또는 피학적 성행위, 수간 등의 변태적 성행위를 하게 되며 그 정도가 약하면 절시증竊視症, 포르노그래피에 대한 집착 등의 행동을 하게 된다. 만일 타나토스가 지나치게 강하면 자학적 성행위, 살인, 강도 등을 저지르고, 국가 단위일

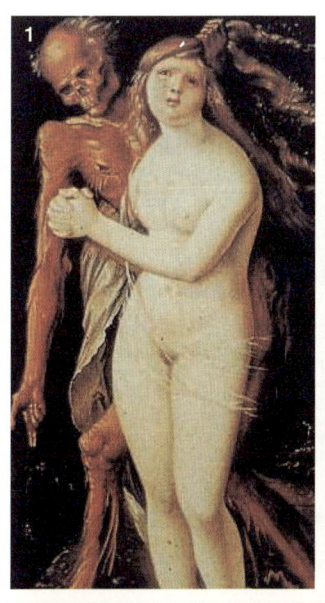
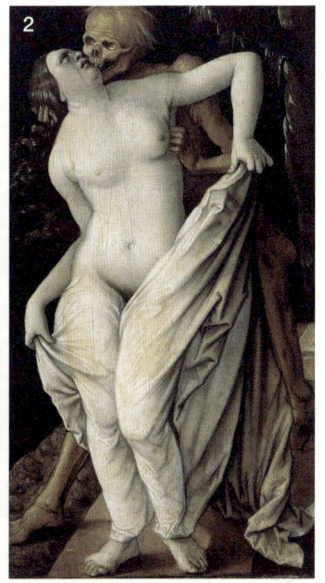
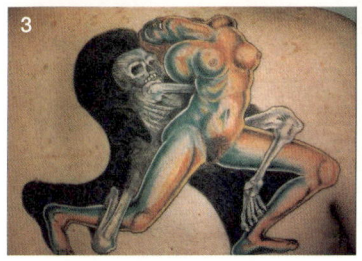
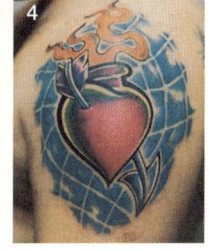
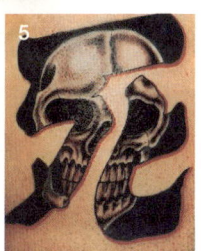

1 한스 발둥, 〈죽음과 소녀〉, 1517, 바젤 미술관
2 한스 발둥, 〈여인과 죽음〉, 1517, 바젤 미술관
3 그림 1과 2가 모티브가 된 문신
4 사랑의 적중을 표현한 문신
5 불사(不死)를 표현한 문신

경우에는 잔인한 전쟁을 일으키게 된다고 한다.

 그러나 단순한 타나토스는 오히려 재생의 희망이 되기 때문에 개인적, 문화적으로 좋은 성장의 계기로 삼기도 하는데, 즉 자기가 죽는 꿈을 꾸고는 길몽이라고 풀이하는 것과 같은 경우이다. 이른바 자신의 어떤 부분을 죽이고 새롭게 태어난다는 의지는 사람을 보다 풍요롭게 만드는 계기가 되는 것이다.

반대로 에로스만 존재하면 문화적 성취란 있을 수가 없다. 즉 이성에 대한 성욕이 너무 지나치면 자기 자신의 과제나 업적에 대한 관심이 없어지기 때문이다. 이러한 에로스와 타나토스와 관련된 그림을 살펴보기로 한다.

그림 1은 화가 니클라우스 마누엘Niklaus Manuel(1484~1530)의 〈죽음과 소녀〉(1517)이다. 누더기처럼 너덜너덜한 살가죽을 뒤집어쓴 죽음이 소녀와 다정하게 키스를 나누고 있고, 그의 왼손은 대담하게 소녀의 스커트 속을 더듬고 있다. 이를 뿌리치려는 듯 소녀의 손이 그의 손을 붙잡고 있다. 하지만 이 형식적인 저항이 얼마나 무력한 것인지 경험이 있는 사람이라면 알 수 있다. 어떻게 보면 소녀는 오히려 이를 즐기고 있는 듯하다.

이 그림이 전하는 메시지는 젊은 여성들에게 던지는 경고이다. 즉 정욕에 사로잡히는 것은 곧 죽음과의 키스를 의미하며 성기의 망가짐은 결국 인생이 망가진다는 것으로 나아가 가문까지 망치게 된다는 의미를 표현하고 있다.

이런 의미를 표출한 에로스와 타나토스에 관계되는 문신이 그림 2이다. 그림 1과 같이 죽음의 표현인 해골의 손이 여성의 성기를 만지고 있다.

그림 3은 여성의 성기 위에 새겨진 오니(鬼, 도깨비)의 문신으로서 이 도깨비 역시 힘이 세고 신통력을 지녔기 때문에 여근을 지키는 수문장의 역할을 하고 있으며 만일 어떤 것이건 들어오기만 하면 신통력으로 '모

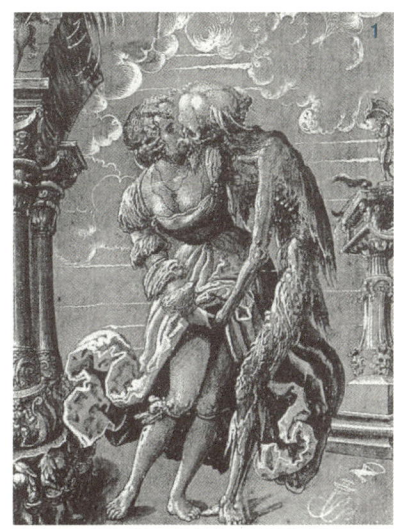
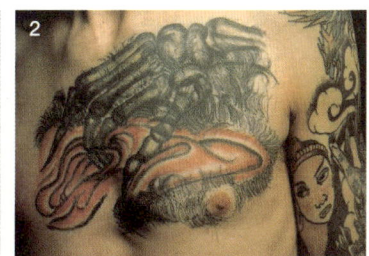
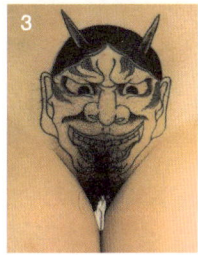

1 니클라우스 마누엘, 〈죽음과 소녀〉, 1517, 바젤 미술관
2 그림 1에서 유도된 문신
3 여근의 오니 문신, '들어오면 죽인다' 는 것을 암시

두 죽인다' 는 것을 암시한다. '들어오면 죽인다' 는 것은 살아 있던 것이 죽는다는 것을 의미하며, 또 죽으면서 사정되어 나온 정자와 난자의 결합은 새로운 생명의 탄생, 즉 삶을 의미하는 것이다. 에로스와 타나토스가 한길로 통한다는 것을 표현한 문신이라 하겠다.

생과 사, 그리고 성은 삶이 지속되는 한 언제나 동반되는 것이다. 삶에 있어서 사랑은 꼭 있어야 하는 것이며, 죽음은 삶과 사랑처럼 행복한 것이라는 생각에서 나온 문신들이다.

그림 속에 등장하는 죽음의 위상

중세 이전의 사람들은 사람이 죽으면 '호모토투스'라 해서 몸과 영혼이 한 덩어리가 되어 마치 잠을 자는 것과 같은 상태가 된다고 생각했다. 그렇기 때문에 죽은 자는 잠을 자는 것으로 해석해 죽음에 대해 겁내지 않고 담담하게 받아들였다.

그러던 것이 영육이원론靈肉二元論이 나오고 죽음은 신의 명령을 받은 사자가 와서 데려가는 것으로 생각하게 되었다. 이렇게 죽음의 사자를 믿게 되면서 죽음에 대해 겁을 먹기 시작했다.

이러한 죽음에 대한 개념의 변화를 실감나게 표현한 그림들이 있다.

19세기 영국의 화가 워터하우스John William Waterhouse(1849~1911)가 그린 〈잠과 그의 형제 죽음〉(1874)은 그리스 신화에 나오는 죽음의 신 타나토스Thanatos와 잠의 신 힙노스Hypnos에 관한 것이다.

잠의 신 힙노스와 죽음의 신 타나토스의 어머니는 밤의 여신 나스로이

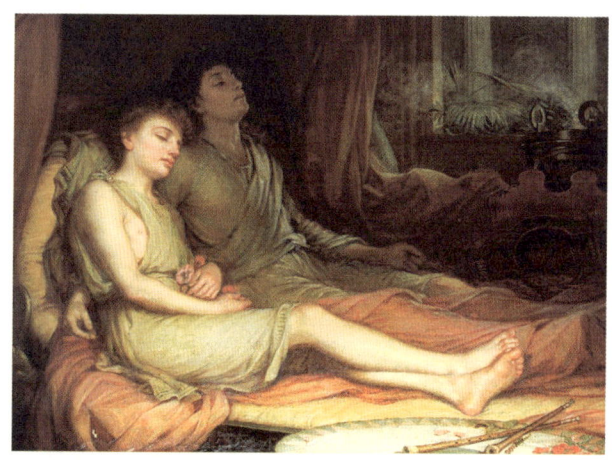
존 윌리엄 워터하우스, 〈잠과 그의 형제 죽음〉, 1874, 개인 소장

다. 두 아들은 피부 빛깔이 달라서 동생인 힙노스는 흰 빛인데 형 타나토스는 검은 빛이었다. 어머니인 밤의 여신이 검은 날개를 펴면 세상은 깊은 어둠 속에 빠지고 지상의 만물은 잠이 든다.

〈잠과 그의 형제 죽음〉은 이 두 형제의 특징을 잘 나타내고 있다. 빛을 받아 흰 피부가 더욱 희게 보이는 힙노스는, 검은 피부색이 그림자에 가려 더욱 어둡게 보이는 타나토스와 함께 깊은 잠에 빠져 있다.

힙노스는 양귀비꽃을 품에 안고 있는데, 양귀비는 아편, 즉 모르핀의 원료로서 통증 환자에게 모르핀을 투여하면 진통과 더불어 깊은 잠에 들기 때문에 힙노스를 상징하는 꽃이라고 할 수 있다.

탁자 위에는 두 개의 피리가 놓여 있는데, 이것은 두 소년이 지난날 피리를 불며 즐겁게 놀던 꿈같았던 시절의 즐거움을 나타낸다. 배경의 향로에서 타오르는 연기는 두 소년이 잠들거나 죽어서 가 있는 곳을 의미한다. 그곳에는 사람이나 짐승이 내는 소리도 없고 심지어는 나뭇가지 사이로 부는 바람 소리마저 없는 고요의 나라를 암시한다.

힙노스와 타나토스에 대한 이러한 이미지에서 옛 그리스인들의 잠과 죽음에 대한 개념은 휴식이라는 관점에서 공통적인 개념을 갖고 있었던 것을 엿볼 수 있다. 즉 모든 활동이 정지하고 휴식하는 것이 바로 잠과 죽음이 지니는 공통점이며 단지 차이가 있다면 죽음은 그 시간적인 한계가 영구적일 뿐이라고 생각했다.

이처럼 고대 그리스인들은 죽음을 두려워하지 않았고 죽음에 친숙했다. 그렇기 때문에 죽음 이후의 사후세계에 대해서는 아무런 기대도 관심도 없었다. 단지 유한한 인생을 가능한 한 낙천적이고 긍정적으로 살려고 했다. 시간이 흐르면서 내세의 구원을 믿는 엘레우시스교 같은 종교가 생겨나기도 했지만 대부분의 그리스인들에게 내세의 구원은 큰 관심거리가 아니었다. 오히려 유한한 인생을 아름답게 도전하며 사는 것이 인생이라 생각했기 때문에 인생을 숭고한 것으로 받아들였다.

이러한 죽음의 개념에서 탄생한 것이 힙노스, 타나토스 신화이며 이를 그림으로 표현하여 죽음의 위상을 확실히 한 것이 〈잠과 그의 형제 죽음〉이다.

스위스의 화가 호들러Ferdinand Hodler(1805~1918)는 상징주의 화가로 〈밤〉(1890)은 그가 상징주의 화가로서 처음 그린 것이다. 이 그림이 매우 인상적이었기 때문에 그는 명성을 얻게 되었다.

밤이 되어 잠자리에 들었는데 누군가가 어깨를 흔든다. 눈을 떠보니 검은 옷을 입은 자가 몸을 짓누르고 있다. 옷에 얼굴을 깊숙이 묻고 있어서 그자가 누구인지 알 수는 없지만 직감적으로 그가 죽음이라는 것을 알아차린다. 죽음이 자기에게 다가온 것이다. 죽음은 흔히 자고 있는 사람들에게 다가선다고 하는데 오늘밤에는 자기를 찾아온 것이다. 방 안에는 자기 말고도 여러 사람이 잠들어 있는데 하필이면 왜 자기에게 다가서는지 알 수 없는 노릇이다. 공포에 질려 소리를 질렀으나 아무도 그의 비명을 듣지 못한 것 같다. 아니, 아무리 소리를 지르려 해도 소리가 입 밖으로 나오지 않는다.

밤이면 우리 모두는 잠자리에 드는데 잠들었던 모든 사람들이 깨어나는 것이 아니라 어떤 이는 잠이 그대로 죽음으로 이어지기도 한다.

낮에는 전혀 생각하지도 못했던 공포스러운 일이 밤에 일어나곤 한다. 가려진 인간들의 내면, 그것이 무의식의 세계이다. 꿈을 꾸는 밤이 바로 그 무의식의 세계로 우리를 인도한다. 우리 스스로는 무의식의 세계를 알지 못하며 밤이 우리에게 무의식의 세계를 깨닫게 해준다.

이렇듯 시간은 단순히 물리적인 흐름뿐만 아니라 우리로 하여금 낮과

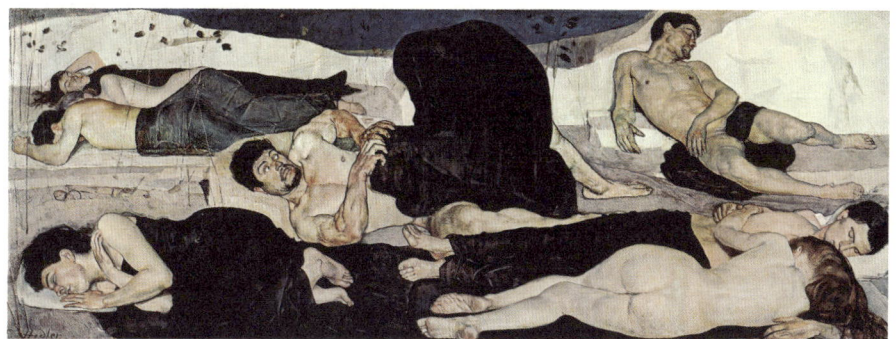

페르디낭 호들러, 〈밤〉, 1890, 베를린 쿤스트 미술 박물관

밤, 의식과 무의식, 그리고 익숙한 세계와 낯선 세계를 오고 가게 하는 마법의 기회를 준다.

타나토스는 새까만 옷을 걸치고 때로는 까만 날개를 가진 음침한 남자로 상상되어왔는데 현대 화가들은 젊은 여성으로 많이 표현했다.

독일의 화가 슈바베 Carlos Schwabe(1866~1926)가 그린 〈산역꾼의 죽음〉(1900)이라는 그림이 있다. 남의 무덤을 파며 살아가던 늙은 산역꾼에게도 드디어 죽음이 찾아왔다. 노인은 자기가 파놓은 무덤이 자기의 무덤이 되리라고는 생각하지 못했을 것이다. 지금 어두운 초록색 옷을 입은 죽음의 신이 우아한 자세로 무덤가에 내려앉았다.

그녀의 오른손에 들린 작은 불빛은 노인의 영혼이다. 노인의 영혼이 그녀의 손 안에 든 이상 그도 이 상황을 어찌할 도리가 없을 것이다. 그녀를 바라보며 뒤로 쓰러지려는 노인은 막 뜬 삽을 손에서 놓고 있다. 죽은 이들의 뒷바라지를 하며 평생을 죽음에 충성을 다해온 노인이건만 어찌할 도리가 없다. 즉 죽음은 예외가 없는 것으로서 죽음의 평등성을 표현하고 있다.

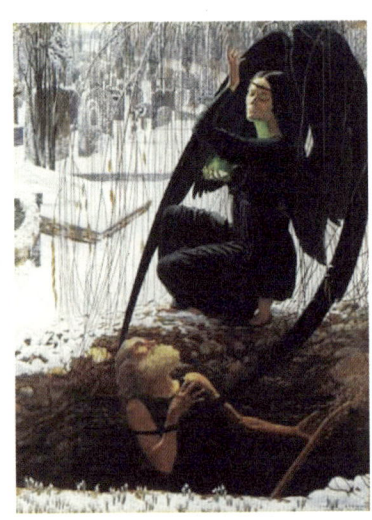

카를로스 슈바베, 〈산역꾼의 죽음〉, 1900, 파리 루브르 박물관

죽음은 때로는 칼을 손에 쥐고 있는 것으로 묘사되기도 하는데 그 칼로 사람을 베려는 것이 아니라 죽음의 희생물로서 앞 머리카락을 자르려는 것이다. 화가 말체프스키

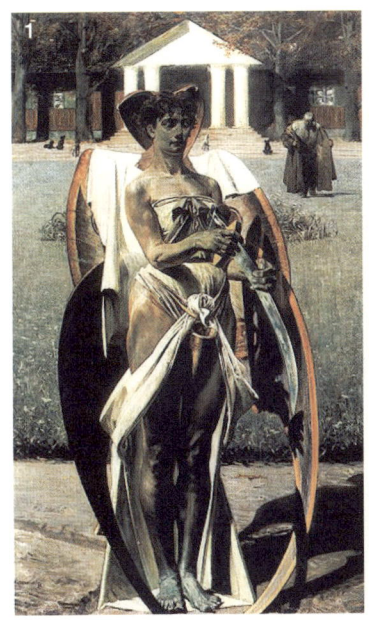 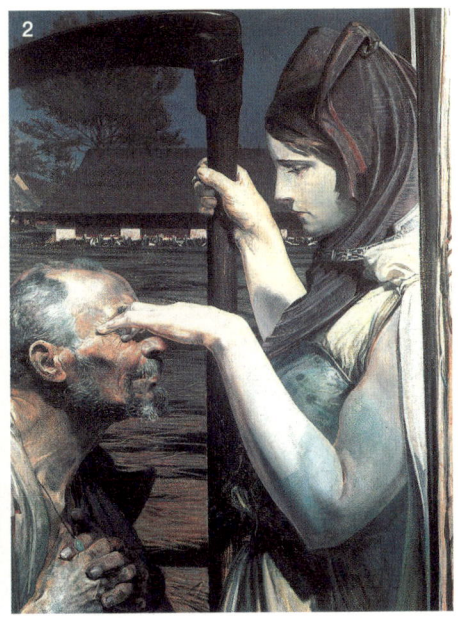

1 말체프스키, 〈타나토스 1〉, 1898, 바르샤바 나르도프 미술관
2 말체프스키, 〈죽음〉, 1902, 바르샤바 나르도프 미술관

Jacck Malczewski(1858~1929)가 그린 〈타나토스 1〉(1898)에서도 죽음의 신은 여성으로 표현된다. 아무런 무기도 들고 있지 않았던 슈바베의 그림 속 죽음의 신과 달리 말체프스키 그림에서의 죽음의 신은 커다란 낫을 들고 나타난다. 죽음의 신은 단호하고 강력해 보인다. 화면 오른쪽 위로 뜰에서 부스럭거리는 소리에 자다 말고 뛰어나오는 한 늙은 남자가 있다. 죽음의 신의 부름을 받고 지체 없이 달려나오고 있는 것이다. 그를 기다리는 검은 피부의 여신은 커다란 낫의 날을 벼르고 있는데, 강철처럼 차갑고 단호한 죽음을 표현한다. 〈죽음〉(1902)이라는 작품에서는 사자를 저승길로 데려가기 위해 죽음의 신이 그의 눈을 가리고 있다. 공포를 잠시 잊게 하기 위해서이다.

91쪽 그림 〈밤〉을 다시 보자. 이 그림에서 공포에 싸인 얼굴은 바로 화가 호들러 자신이다. 그는 평생을 죽음의 공포 속에서 살았다. 그리고 인생을 따라다니는 죽음의 공포를 이 한 장의 그림으로 승화시켰다. 죽음의 공포가 이토록 적나라하게 드러난 얼굴이 또 어디 있겠는가? 이것이 바로 오늘날 우리가 죽음 앞에서 보이는 표정이다.

죽음의 공포는 한 사람의 전유물이 아니라 우리 모두의 것이기도 하다. 오늘날 죽음은 다시 무섭게 야성화되었다. 그리하여 죽음이 사납게 날뛰는 야생마처럼 다가선다. 그래서 인류는 역사상 유례없는 커다란 공포감을 갖게 된 것이다.

중세와 그 이전 사람들의 죽음에 초연했던 태도는 이제 찾아볼 수 없게 되었다. 또 한때 옆에서 죽음을 함께 지켜봐주던 그 많은 사람들도 없다. 이제 한밤중에 깨어나 아무도 도와주는 이 없이 홀로 죽음을 맞이해야 한다.

〈밤〉은 현대인의 죽음에 대한 개념을 잘 나타내고 있다. 워터하우스의 〈잠과 그의 형제 죽음〉과 이 그림을 비교하면 옛사람들의 죽음에 대한 개념과 현대인의 죽음에 대한 개념을 쉽게 이해할 수 있다. 죽음의 위상을 잘 표현한 그림들이다.

이렇듯 인생은 낮과 같이 명료하면서도 밤과 같이 불명료한 속에 지나게 되며 그것이 바로 인생임을 암시한다.

{스스로 죽음 앞으로 걸어간 소크라테스}

고대 그리스의 철학자 소크라테스(기원전 469~기원전 399)는 아테네 출생으로 어린 시절부터 '다이몬daimon의 소리'를 듣고, 자주 깊은 몰아沒我 상태를 경험하는 신들린 아이였다고 한다. 다이몬이란 신에 가까운 존재 또는 신과 인간과의 중간적 존재로 인간의 수호령守護靈을 말한다. 그의 아내 크산티페는 악처로 유명하다. 펠로폰네소스 전쟁 때는 보병으로 종군했으며, 이때 훌륭한 인내심과 침착한 용기를 터득했다고 한다.

그는 전쟁에 나갔을 때를 제외하고는 아테네를 떠난 적이 없다. 젊은 시절에는 자연에 대한 연구도 했으나, 그 뒤에는 인간 문제에 대해서만 관심을 기울였다. 특히 그는 철학은 죽음에 관한 공부이고, 철학은 50세가 넘어야 시작할 수 있으며, 죽음에 대한 공부가 삶에 대한 공부임을 강조했다.

죽음은 체험할 수 있느냐 없느냐의 문제가 아니라 죽음에 대한 태도를 어떻게 갖느냐가 문제이며, 죽음을 어떻게 대하느냐에 따라 삶에 대한 태도도 달라질 수 있기 때문에, 살아간다는 것은 이른바 죽음을 체험하는 일이라는 말을 늘 했다. 또 삶의 양식이 시대에 따라 달라지듯이 죽음에 대한 태도도 달라질 수 있다는 것을 아테네의 거리와 시장, 체육관 등에서 사람들을 모아놓고 대화와 문답으로 설파했다.

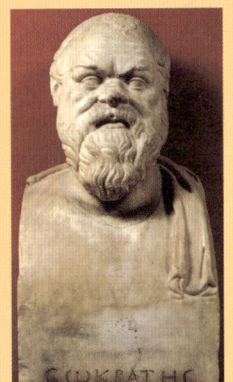

소크라테스의 두상, 기원전 3세기 작품의 복제, 파리 루브르 박물관

그의 인격과 유머가 있는 날카로운 논법에 공감하는 젊은이들은 '소크라테스 동아리'를 형성했다. 플라톤도 그 모임에 들어 큰 영향을 받았다.

그러나 펠로폰네소스 전쟁이 끝난 5년 뒤인 기원전 399년 그는 신에 대한 불경죄라는 죄목으로 고발을 당했다. 그가 청년들을 타락시키고, 국가가 신봉하는 신들을 믿지 않으며 '다이몬'이라는 색다른 것을 신봉하고 이를 전파했다는 혐의로 법정에 서게 된 것이다. 평생 한 번도 기소되어본 적이 없는 그로서는 감당하기 어려운 일이었다. 자기 자신이 죄를 짓거나 남에게 해를 끼칠 만한 사람이 아님을 스스로 확신하고 있었기 때문이다.

칠십 노인이 될 때까지 신에 대한 믿음을 의심받은 적이 없었는데 왜 그러한 누명을 덮어씌우려 하는지 알 수가 없었다. 그가 주장하는 '다이몬'을 철회하고 그리스 신화나 전설에 나오는 신을 믿는다고 하면 고소를 취하하겠다는 교섭도 있었다고 한다. 그러나 소크라테스는 이를 일축해버렸다. 따라서 죄명은 고소장에 적힌 내용일 뿐 그 이면에는 정치적 이해관계가 보다 복잡하게 얽혀 있었다.

당시 권력자들은 소크라테스라는 상징적인 인물을 공개적으로 처단함으로써 반체제 세력의 난동을 사전에 차단함과 더불어 정권에 대한 비판이 끊이지 않는 노 철학자의 입을 영원히 다물게 할 필요가 있었다. 그들은 소크라테스를 법정에 불러 세울 죄목을 궁리한 끝에 청년들을 타락시킨 부패 죄와 신을 불신하는 불경죄로 낙찰을 보았다. 청년들을 타락시켰다는 항목에는 그의 젊은 제자들이 국가에 해를 끼쳤다는 반감도 서려 있었다. 그는 500명으로 구성된 배심원단 앞에 출두해 재판을 받게 되어 있었다. 그리고 직접 자기를 변론해야 하는 것이 당시의 재판제도였다.

그래서 소크라테스는 "아테네인들이여!"라는 말을 시작으로 법정에서의 변론을 펼쳤다. 그는 자기에게 손해가 될 것을 잘 알면서도 배심원들에게 존칭을 사용하지 않았다. 그동안 무작위로 선출된 아테네의 배심원들이 무고한 사람들을 범법자로 몰고 간 데 대한 우회적인 비난의 표시였는지도 모른다. 그가 처음부터 배심원들의 선처를 바랐다면 "배심원 여러분!"이라고 말했어야 옳았다. 배심원으로 참석한 아테네 시민들 중에는 불쾌감을 느낀 자들도 있었을 것이다. 하지만 이것은 시작에 불과했다.

소크라테스는 먼저 이번 고소가 있기 훨씬 전부터 또 다른 고소에 시달려왔다는 이야기를 꺼냈다. 그것은 시인, 작가, 정치가 등 일부 지식인층이 소크라테스에게 퍼붓는 중상들에 대한 변론이었다.

배심원들은 투표단지로 가 그 안에다 유죄에 해당하는 검은 잠두 열매와 무죄에 해당하는 흰 잠두 열매 중 하나를 집어넣었다. 투표가 모두 끝났다. 시간이 한참 흐른 뒤 관원들이 나와 장내를 진정시켰다. 발표자가 앞으로 걸어나왔다. 법정 안은 숙연해졌다.

"유죄 280표, 무죄 220표!"

짧은 환호와 긴 탄성이 교차했다. 근소한 표차였다. 그 후에 이어진 처벌에 대한 투표 결과 그에게는 사형이 선고되었다. 사형 집행 방식은 스스로 독약을 먹게 하는 이른바 자살을 강요하는 형식의 형벌이었다.

소크라테스는 피고석을 떠나면서 "이제 갈 시간이 되었군요. 나는 죽기 위해서 그대들은 살기 위해서······. 그러나 우리들 가운데서 누가 더 좋은 일을 만날지는 신밖에 모르는 일이오"라는 의미심장한 말을 남겼다. 이 말은 그가 평소에 주장하던 영혼불멸론靈魂不滅論에 대한 믿음을 드러낸 것이다. 비록 육신은 죽는다 해도 혼만은 영원히 살아서 영혼의 세계에서 다시 만날 수 있다는 것을 굳게 믿고 있었던 그의 소신의 표현이었다.

소크라테스가 약사발을 받고 사형이 집행되던 날의 광경은 화가 다비드Jacques Louis David(1748~1825)의 〈소크라테스의 죽음〉(1787)에 잘 묘사되어 있다.

소크라테스의 사형이 집행되는 날이 되자 친구인 에우크레토스, 파이돈, 아폴로도로스, 케베스, 시미아스, 크리톤 등이 찾아왔다. 이때의 장면은 참으로 감격스럽다. 소크라테스는 해가 질 때까지 친구들과 철학, 영혼, 진리의 본질에 대해 이야기를 나누었다. 그러고는 옆 방으로 가서 목욕을 하고는 다시 친구들에게 돌아와 두 아들과 집안 여인들을 불러달라고 했다. 그리고 그들에게 '죽음을 피하는 것보다 악을 피하는 것이 더 어렵다'는 이야기를 들려주었다.

소크라테스는 감옥의 소년에게 독약을 가져오라고 했다. 친구들은 아직 해가 지지 않았으니 서두를 것이 없다고 했지만 그는 지체할 생각이 전혀 없었다. 그는 "조금 늦게 독약을 먹는다고 달라지는 것은 아무것도 없으며 살려고 애를 쓰는 것이 어리석게 보인다"라고 말했다.

약사발이 오자 소크라테스는 망설이거나 얼굴색이 변하는 기색 하나 없이 서슴없이 독약(독당근 즙)을 마셨다. 소크라테스는 자신이 이미 죽을 만큼 충분한 양의 독약을 마셨다는 말을 듣고는 잘 알았다고 말하고 "이승에서 저승으로 가는 길에 행운이 있기를"이라는 기도를 올렸다. 친구들이 더 이상 참지 못하고 눈물을 흘리자 그는 기분이 상한 듯이 "무슨 짓인가? 나를 노엽게 하는 짓은 그만 하고 엄숙한 침묵 속에 죽음을 맞아야 한다고 하지 않았는가, 조용히들 참게나!" 하고 말했다.

소크라테스는 지시받은 대로 이리저리 걸어다녔다. 독이 온몸에 퍼져 더 이상 걸을 수 없게 되자 자리에 누웠다. 먼저 발과 다리가 뻣뻣해지고 하체가 차갑게 굳고 숨마저 멈추고 말았다.(M.V. Kumath: *Philosophy of Life and Death*의 '소크라테스의 죽음'에 나오는 구절 인용)

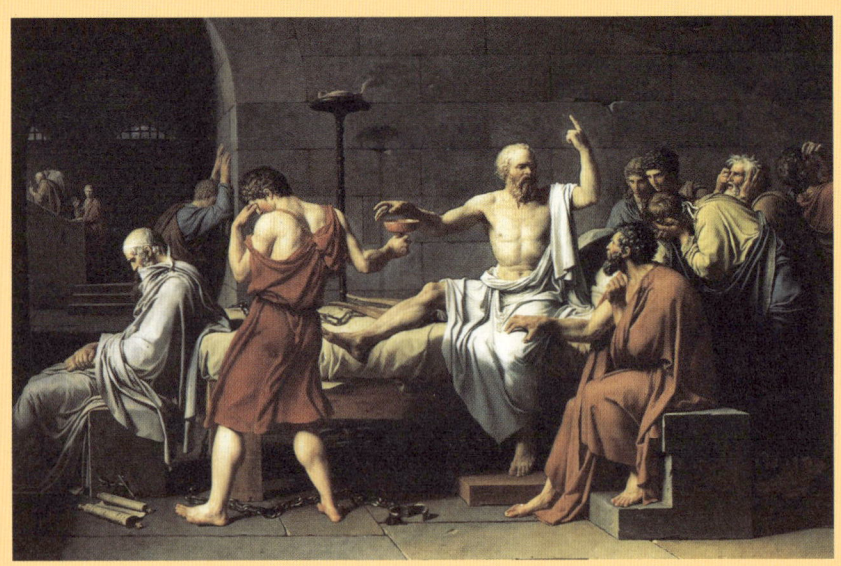

자크 루이 다비드, 〈소크라테스의 죽음〉, 1787, 뉴욕 메트로폴리탄 미술관

고대 그리스에서부터 사형 집행에는 약사발을 내리는 방법을 취했는데 이때 독약으로 독당근Conium maculatum, Poison Hemlock이 사용되었다. 독당근은 뿌리만이 아니라 잎과 줄기, 그리고 씨앗에 코닌coniine이라는 독 성분이 들어 있는데 독 함량은 재배할 때의 날씨에 따라 많은 차이가 있다. 비가 안 오는 뜨거운 여름날은 구름 낀 날이 지속될 때보다 그 독성이 약 2배가량 높아지며, 이를 말리면 독성이 약해진다고 한다. 그래서 약사발을 내릴 때는 언제나 신선한 재료를 써서 그 즙을 내서 마시게 하는데 이 독당근의 독 작용은 주로 중추신경계에 작용하는 알칼로이드로서 팔다리의 말단에서부터 독 작용이 나타나기 시작하는 것이 특징이며, 의식은 그대로인데 전신의 근육에 강직이 일어난다. 특히 횡격막의 근육이 마비되어 심장은 박동한다 해도 호흡이 곤란해져 결국은 질식해 사망하게 된다.

우리는 어디서 와서 어디로 가는가

　인생이 무엇이며, 인간이 무엇을 하고 어떻게 사는 것이 올바른 것인가 하는 문제는 인간의 근원적 물음이다. 또한 인류가 생겨난 이래 누구나 안고 있는 가장 오래된 의문이며 고뇌인데, 문화가 발달한 오늘날에도 이 문제는 여전히 숙제로 남아 있다.

　이러한 인생의 심각한 문제를 그림의 주제로 다룬 화가가 있다. 프랑스 화가 고갱 Paul Gauguin(1848~1903)은 〈우리는 어디서 왔으며, 무엇이며, 어디로 가는가?〉(1897)라는 작품을 통해 인간의 출생에서 죽음까지의 초자연적인 불가사의한 문제를 원시주의의 모습으로 표현하여 인간의 숙명을 암시했다. 암울한 시대의 철학적 개념으로서 인생의 수수께끼를 나름대로 풀어보았는데 이 작품은 그가 의도적으로 죽음을 택하기 전에 유언 삼아 남기려 했던 작품이기에 죽음을 논하는 데 있어서 다루어볼 가치가 있다.

이 작품을 그릴 당시 고갱의 상황은 비관적이었다. 그는 병을 앓고 있었으며, 경제적으로도 궁핍한 절망적인 상태에서 딸이 죽었다는 소식을 들었다. 그는 절망적이고 비통한 상태에서 여러 번 자살을 생각하지 않을 수 없었다고 한다. 이 작품은 최종적으로 자살을 결심하고 이를 실행에 옮기기 직전에 그린 것으로, 죽음의 문턱 앞에서 느끼는 처절하고 절박한 고뇌 속에서 탄생했다. 그렇기에 죽음에 대한 문제를 더욱 실감할 수 있고 삶과 죽음에 대한 고갱의 물음과 답을 찾아볼 수 있다.

이 작품은 탄생, 삶, 죽음이라는 광범하고 불가사의한 문제를 내포하는데, 인간이 어떻게 살아야 하는가 하는 문제에 관한 철학적 고뇌와 고난을 표현한 고갱의 최고 걸작이다.

그림은 세 부분으로 구성된다. 그림의 오른쪽은 '우리는 어디서 왔는가?'에 해당한다. 아기가 누워 있고 젊은 여자 두 명이 앞을 보고 있으며 한 사람은 등을 보이며 앉아 있는데 윗입술에 수염이 짙은 것으로 보아 남자인 것 같다. 새 생명의 잉태는 남녀 사이에서 이루어지지만 출산은 신이 여성에게 준 특권이며 자랑이라는 의미를 표현한 것으로 보인다.

여성은 약하지만 어머니는 강하다. 여성은 새 생명을 낳고 새 생명에 대해 무한한 희생으로 일관하는데, 이는 어머니의 위대함을 보여준다. 아이 옆에 있는 여성들은 이러한 영원한 수수께끼에 가장 가까이 다가가 있는 셈이다.

그 뒤편에 두 여자가 서서 무엇인가에 대해 이야기하고 있다. 고갱의 설명에 의하면 이들은 학문의 나무의 열매를 먹었기 때문에 인생의 수수께끼에 대해서 이야기하지 않을 수 없는 처지에 있다. 그 옆의 한 남자는

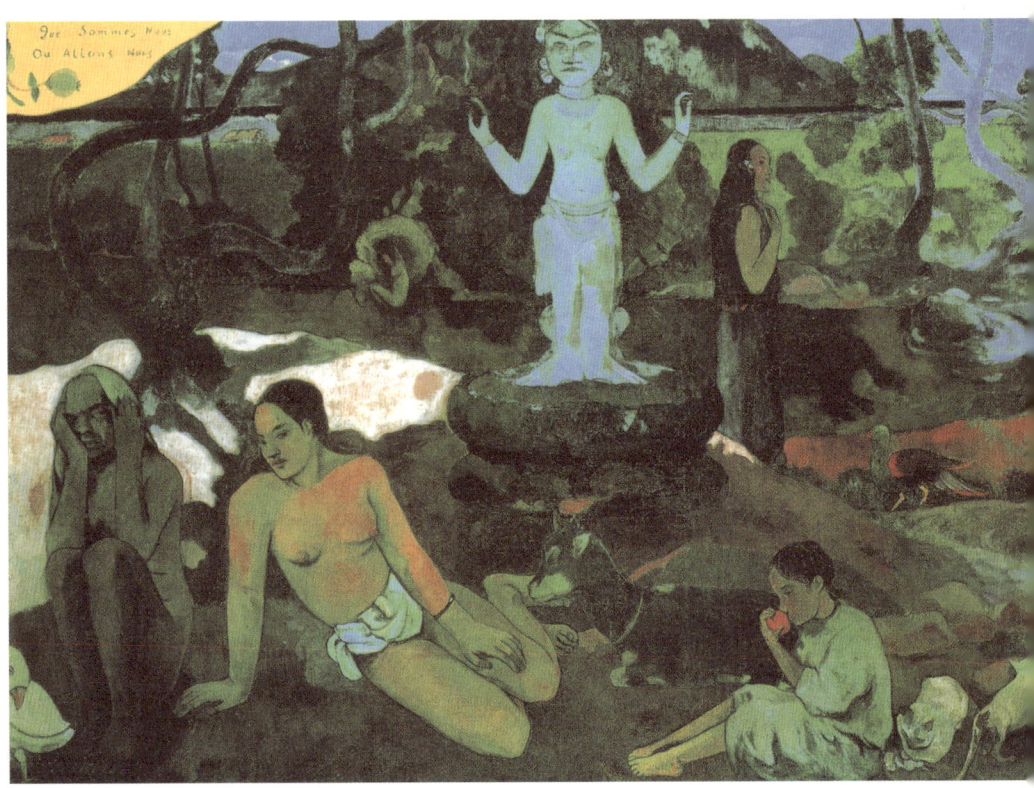

고갱, 〈우리는 어디서 왔으며, 무엇이며, 어디로 가는가?〉, 1897, 보스턴 미술관

'본능의 인간'으로 뭔가 안 풀리는 일이 있는 듯 한쪽 손을 쳐들고 약간은 공격적인 자세를 취하고 있다. 여자들은 사람의 운명과 사랑의 열매에 대해서 이야기하며 자연으로 돌아가려는 듯 보인다. 남자는 자연으로 돌아가는 이치를 막 깨닫기 시작한 사람으로서 아직 완전히 깨우침에 이르지 못했다는 것을 표현하기 위해 팔은 어두운 색으로 표현했다.

사람은 사랑할 때 새로운 생을 발견하고 체험하게 된다. 사랑은 곧 도취이고 황홀이며 환희이고 신비이다. 이 세상에서 사랑처럼 강한 감정은 없으며 뜨거운 정열은 없을 것이다. 그래서 사람은 사랑할 때 새로운 인

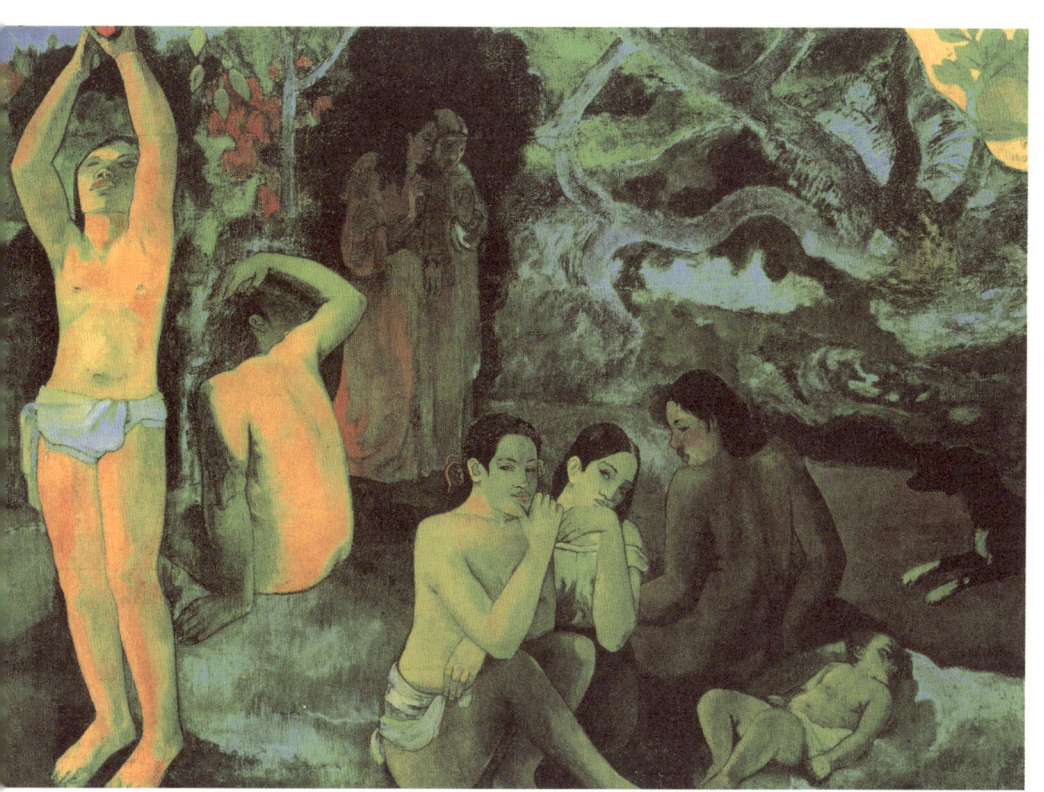

생을 경험하게 된다. 사랑 앞에서는 양심도 침묵하고 이성도 무력해지고 도덕도 빛을 잃고 체면도 무너진다. 그만큼 사랑은 강하다. 그러나 사랑에는 큰 위험이 따른다. 마치 불나비가 불 속에 뛰어들어 스스로의 생명을 버리듯이 사랑 때문에 파멸하는 경우도 세상에는 많다. 그래서 사랑은 슬기롭게 관리해야 함을 외치는 듯싶다.

그림 중앙의 젊은이는 경험의 열매를 따고 있다. 이는 에덴동산과는 아무런 관계가 없다. 열매를 딴다는 것은 살면서 더 많은 삶을 추구하는 순수하고 자연스러운 사람의 생리적 욕구이며 욕망이다. 그 옆에 과일을 먹고 있는 아이는 욕망을 실현하기 위한 준비를 표현한 것으로 보인다.

　사람은 자기가 무엇을 해야 하는지 사명을 자각할 때 행복하며 이때까지 없었던 용기가 솟아나 새로운 인생을 맛보게 된다. 결국 인간에게 있어 생애 최고의 날은 자기의 사명을 깨닫고 그것을 위해 자기의 생명이라도 바칠 수 있다는 사명감을 느껴 이를 행동에 옮기는 날이다. 그래서 인간을 사명적 존재라 하며 인간의 생명은 사명을 만날 때 비로소 빛나고 인간으로서의 의미와 가치를 알게 되어 성숙해진다.

　그림의 맨 왼쪽은 '우리는 어디로 가는가'에 해당하는 부분인데, 자연의 세계와 비자연의 세계가 혼성되어 있다. 신상의 이미지는 폴리네시아의 여신 히나로서 인간의 사후세계를 보호하는 신이다. 히나의 왼쪽 발과 오른쪽 발은 각각 반대 방향을 향하고 있다. 빛이 아래에서 위로 향한 것처럼 몸 전체는 밝고 턱과 왼쪽 볼의 일부는 빛나지만 얼굴의 다른 부분은 그늘이 져서 명암의 대조가 두드러진다. 히나 뒤에는 두 개의 커다란 초록색 광륜이 있는데 이는 아시아 조각에서 흔히 나타나는 것으로 만돌라와 같은 기능을 한다. 달의 여신답게 히나는 달빛의 광채를 나타낸 모습으로 새로운 세상의 도래를 암시하듯 신비스러운 몸짓으로 두 팔을 들어올리고 있다.

　그림 왼쪽 끝에 있는 노파는 무언가 크게 고심하고 있는 표정인데 그 창백한 얼굴과 백발로 보아 죽음을 앞두고 있다는 것을 암시한다. 좌절과 두려움에 빠져 있는 모습은 사후에 대해 걱정과 두려움을 느끼고 있는 것으로 보여진다. 그러나 눈은 모든 것을 체념하고 운명에 맡긴 듯이 감겨 있다. 다리는 검은빛에 가까워 죽어가는 신체의 일부처럼 보인다.

그녀의 발치에 낯선 흰 새 한 마리가 두 발로 도마뱀을 움켜쥐고 있다. 새는 내세의 안내자로서 사후에 대한 메시지를 강조하는 고갱 식의 상징으로 보인다. 노인의 옆에 있는 젊고 아름다운 여성은 온화하고 장난기를 머금은 얼굴로 노인을 보고 있다. 아마도 고뇌에 빠진 노인을 보며 문제의식과 흥미를 느낀 듯이 보인다.

사람은 죽음 앞에 서면 절망을 느끼고 허무감에 사로잡히며 공포심을 갖게 된다. 죽음은 생의 종말이며 존재의 부정이다. 모든 것을 버리고 무로 돌아감이며 사랑하는 모든 것들과 영원히 이별하는 순간이다.

죽음은 예외 없이 찾아들고 예고 없이 엄습한다. 즉 죽음은 인간의 가장 최후이며 으뜸가는 한계적 상황이다. 그렇기 때문에 죽음을 느낄 때 가장 엄숙해지고 진지해진다. 결국 사람이 투철한 사생관을 가질 때 비로소 깊은 생을 살 수 있음을 의미하는 듯하다.

이 작품이 나올 당시 고갱은 절망적인 상황에서 마지막 선택으로서 자살을 결심하고는 비소제를 갖고 산으로 들어간 이야기를 친구에게 편지로 써서 보냈다. 그러므로 이 그림은 그가 자살을 시도하기 전, 즉 죽음의 문턱까지 가는 도중의 처절하고 긴박한 고뇌 속에서 탄생했다.

그는 평소에 이렇게 말했다.

"인간들은 참으로 야릇한 존재다. 인간에 있어서 모든 것은 순간적일 뿐이다. 무로 시작해서 무로 끝나고 마는 것이 인생이거늘 인간은 이 문제를 풀기 위해 일생을 허비한다. 하지만 한 번도 그 근본은 캐내지 못하고 있는 것이다. 우리는 어디서 왔는가? 우리는 또 무엇인가? 우리는 결국 어디로 가는 것인가? 우리가 생명을 유지하는 한, 우리는 자연의 일부요, 또 그 아름다운 자연의 한 구성원이다. 때문에 우리는 그 어떤 방법으로라도 이 아름다운 자연을 표현해야 할 것이다."

— 폴 고갱의 〈독백〉 중에서

고갱은 인생 전체를 통해 타히티 섬에 대한 동경을 품은 것에서 알 수 있듯이, 원시적 자연에서 사는 인간의 삶을 가장 순수한 본연적 삶으로 생각했다. 그의 가족은 프랑스 문명 속에 살고 있었다. 그는 가족을 보고 싶은 마음과 그곳에서 떠나 있는 자신의 원시적 충동 사이에서 이것도 저것도 선택하기 어려운 갈등 속에 있었다. 그리고 자신이 선택한 삶 앞에서 많은 괴로움과 고통을 느끼면서 평범한 사람으로서는 경험할 수 없는 인생의 문제에 대해 많은 고뇌를 안고 살았을 것이다. 그는 이러한 상황 속에서 고통을 참아내면서 한 달여간에 걸쳐 최후의 대작을 완성했다.

이러한 모든 상황을 종합할 때 문제의식의 답은 그림의 어딘가에 있을 것 같아 그림을 반복해서 보게 된다. 그렇게 들여다보면 그림 위쪽 양 끝단의 황금색이 눈에 띈다. 이것은 아름다운 자연을 뜻한다. 즉 사람은 아름다운 자연에서 태어나 아름다운 자연으로 복귀하는 것인데 다만 사람들은 그것을 깨닫지 못하거나 깨달았다가도 이를 잊고 있을 뿐이라는 의미를 표현하고 있다. 이것이 고갱의 결론인 듯 보인다.

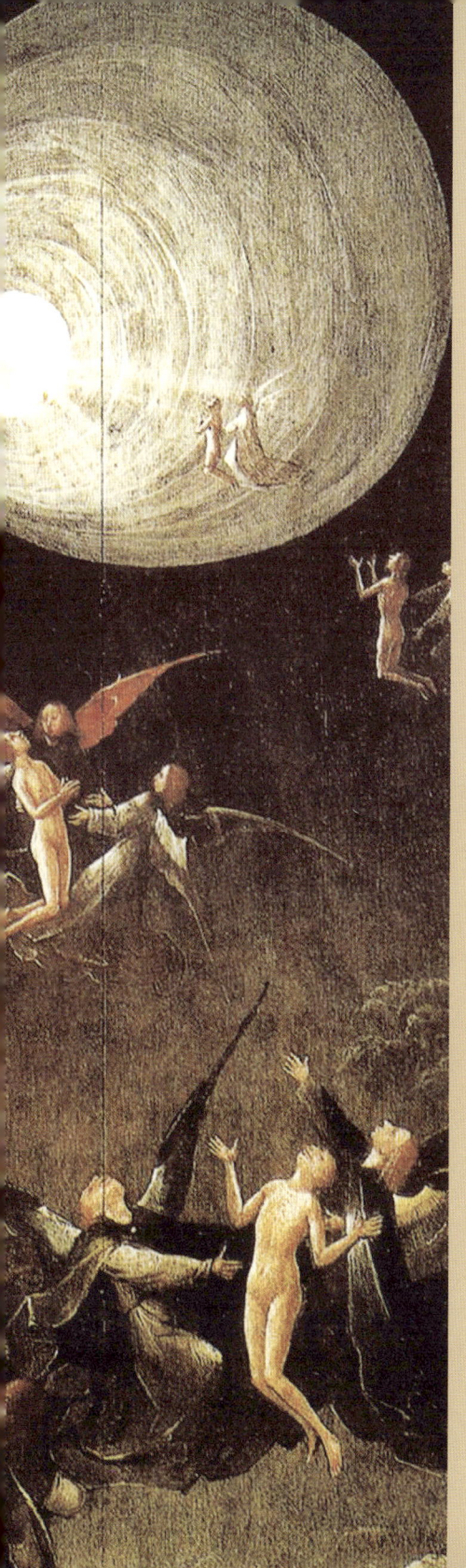

3
의학에서 다루어지는 죽음

육체의 죽음은 인생의 과정

인생에는 부분사라는 죽음도 있다

우리가 살다보면 피하려 해도 피할 수 없는 어려움과 만나는 경우가 있다. 그중에서 무엇인가를 잃는 것喪失, 무엇인가가 끝나는 것終了과의 만남은 필연적이다.

죽음을 인간의 돌이킬 수 없는 상실이며 종료라고 본다면 어떤 의미에서는 인생을 사는 과정에서 경험하게 되는 상실 또는 종료도 일종의 죽음에 비유해서 생각할 수 있을 것이다. 예를 들어 실직失職, 실연失戀, 파산破産 등과 같은 상실이 돌이킬 수 없는 것이라면 그 또한 죽음과 같은 현상과 다름이 없다. 그러나 새 직업, 새 애인이 생기고 또 한 번 도전하고 노력해서 잃었던 재산을 다시 모으면 과거의 상실은 대상을 돌려받는 새 출발의 전환점이 된다.

그러나 팔이나 다리를 잃거나 배우자나 자식과의 사별과 같이 그 대상을 다시는 회복할 수 없는 것도 있다. 이러한 것들은 그 인생에 있어서는 돌이킬 수 없는 상실이며 그것으로 그 부분과 관계되었던 자기 인생은 이미 끝난 것이다. 이것을 슈나이더맨 같은 심리학자는 인생의 부분사部分死라고 했다.

이러한 부분사와 같은 현상과 과정은 우리 육체의 죽음에서도 볼 수 있다. 즉 우리가 인간 육체의 죽음을 보다 완전하게 정의하려면 그것은 생물학적인 세포사細胞死일 것이다. 생물학적으로는 인간의 몸을 구성하는 모든 세포가 소멸되었을 때 비로소 인간은 완전한 죽음에 이르렀다고 말한다.

세포사는 일시에 모든 세포가 죽는 것이 아니라 점차적으로 진행되는 과정을 통해 일어난다. 우리의 사회적 통념이나 의학적인 관점에서는 인간의 심장 박동이 멎고 호흡이 멎어 돌이킬 수 없게 되면 그 인간은 죽었다고 인정한다. 심장, 폐와 같은 장기의 죽음을 기준으로 하기 때문에 이것을 장기사臟器死라 한다.

그러나 그 사람이 죽었다고 할지라도 장腸은 당분간 계속 움직이는 것을 볼 수 있다. 또 정자精子는 살아 있어 그것을 채취하여 난자와 만나게 하면 수정이 가능하다. 그렇게 되면 죽은 사람의 정자에 의해 수정이 된다는 아이러니한 일이 생긴다.

비록 죽음의 과정에 들어섰다 할지라도 각 장기의 세포는 이미 그 기능이 소실된 것과 아직 그 기능을 유지하는 것이 혼재된 속에서 점차 모든 세포의 기능이 소실되면서 세포사에 이른다. 세포사의 시점에서 보면 장기사는 완전한 것이 못 되며 세포사에 이르는 과정이라고밖에 할 수 없다. 육체적인 부분사에 해당하는 것이다.

팔, 다리의 절단수술을 받은 환자가 눈에 보이는 신체의 한 부분을 잃는다는 것은 그 신체 부분을 사용하던 기능을 상실한 것이다. 발달된 현대의학으로, 즉 의수義手와 의족義足으로 그 기능을 대신한다 해도 원래의 손이나 발의 기능을 완전히 대신할 수는 없다. 이러한 사실은 사람을 비탄에 잠기게 할 가능성이 매우 높다.

팔, 다리를 잃은 것과 배우자를 잃은 것은 흡사한 점이 많다. 그래서 팔, 다리의 기능이 상실된 경우를 예를 들어 그 과정을 살펴보기로 한다.

절단 수술을 받은 직후에는 마비 상태에 빠지기 때문에 이 시점에서는 정신적, 신체적 감각은 둔마鈍麻된 상태이다. 그 후에 비탄에 빠지게 되는데 상실된 팔이나 다리 그리고 대상할 수 없는 그 기능을 생각하면 절망과 더불어 불안이 시작된다. 또 절단 수술을 받은 사람은 일할 수 없고 걸을 수 없는 것에 대한 불안과 공포에 휩싸이고 사람과 만나는 것을 피하며 주위 사람에게 불안을 토로하고 표시하게 된다.

이러한 부분사와 같은 현상은 우리 신체나 정신의 상실, 주위 사람과의 사별뿐만 아니라 사회적인 인간관계에서 그리고 일상생활에서도 볼 수 있다.

생활환경의 변화나 자기 생활과 밀접한 관계에 있던 사람과의 이별 등은 생활의 감퇴, 협소화, 다른 이와의 단절을 불러오며, 어떻게 해야 할지 모르는 고민스러운 생각에서 무의미한 시간을 보내게 되는데 이것 역시 일종의 시간적 부분사로 보아야 할 것이다.

부분사 현상은 창조, 창작을 하는 예술가들에게 더욱 두드러진다. 창조적 재능을 발휘하여 새로운 작품을 탄생시키려면 그것이 어떠한 일이건 간에 예술가가 지니는 가장 깊은 곳에 있는 감정을 총동원하여 형상화해야 한다. 또한 개인의 작품이지만 완성되면 대중 앞에 내놓아야 하기 때문에 그 작품은 예술가를 떠나 작품 나름대로의 독자적인 생사의 과정을 지나게 된다. 예술가는 자기의 작품이 사람들에게 영원히 사랑받기를 원한다. 그렇기 때문에 예술가에게 있어 창조는 이 사회와 완전히 단절된 속에서 자기를 떠나서도 살 수 있는 작품을 만들기 위해 마치 죽음과도 같은 생활을 하는 과정이다. 즉 예술가는 몸에서 자기의 한 측면이 떨어져나가 부분사하는 것과 같은 생활을 하게 되는데 이것을 생활의 부분사라고 표현해야 할 것 같다.

죽음을 수용하는 태도

사람들이 피할 수 없는 죽음을 어떻게 수용하는가에 대해서 미국의 죽음학의 대가인 엘리자베스 퀴블러 로스Elisabeth Kübler-Ross(1926~2004)의 귀중한 연구가 있다. 그 연구에 따르면 죽음은 5단계의 심리과정을 거쳐 본인에게 수용된다고 한다.

1단계는 '부인否認'이다. 즉 사망선고(진행성 암의 통지 등)를 받은 경우 그 정보를 믿지 않는 거부반응이 일어난다는 것이다. 거짓이라고 생각하고 믿으려 하지 않는데, 이것은 특별히 자신의 사망 통지뿐만 아니라, 다른 사람의 경우에도 생존에 결정적으로 불리해지는 정보를 접하는 경우에는 처음에 똑같은 반응을 보인다고 한다. 예를 들어 부모님이나 형제가 급사했다는 통지를 접하면 누구나 똑같이 처음에는 믿지 않고 의심하는 반응을 보인다. 그래서 이것은 인간의 심리적 반응의 일반적인 특성이라고 본다.

이어서 '격리'라는 현상을 보인다. 그 정보나 사실을 포장해서 잊어버리고 싶다는 태도를 취하는 것이다. 즉 부정도 거절도 하지 않고 심리적인 피막을 만들어 격리해서 주관적으로 존재하지 않게 한다. 이것은 체내에 이물질이 들어왔을 때 일어나는 반응과 같다. 면역계통은 처음에 침입한 이물질에 격한 거부반응을 보인다. 배제할 수 있으면 그걸로 반응이 끝나지만, 배제할 수 없는 것을 알면 매크로파지大食細胞라는 세포가 그 이물질을 에워싸서 섬유성 피막을 만들고 이물질을 체내에서 격리하여 전체 시스템에 영향을 주지 않도록 한다. 즉 면역계통과 뇌 사이에는 양쪽 다 기억 능력이 있는 등 많은 유사점이 있고 분자도 공통되는 점이 있어서 똑같은 원시적인 시스템에서 진화했다고 생각되는데, 이런 점까지 공통반응이 나타난다.

2단계는 '분노憤怒'이다. 부인否認을 관철할 수 없을 때, 불합리한 운명에 대한 갈 곳 없는 분노의 감정이 생겨난다. 이것은 '왜 (다른 사람이 아니라) 내가 죽지 않으면 안 되는 건가?' 하는 분노로서, 다른 형태의 사소한 일로 폭발하게 된다. 이것을 '분노의 전이'라고 하는데 분노의 원인과 대상 사이에는 아무런 관계가 없다. 남이 건강하고 일상을 편안하게 보내고 있는 것조차 분노의 대상이 된다.

3단계는 '거래去來'이다. 피할 수 없는 운명을 받아들이기 위해 일정한 조건을 붙여서 그것이 이루어지면 받아들이자는 태도를 보이는 것이다. 예를 들어 "딸이 결혼할 때까지만 살려주세요"라든가 "손자의 얼굴을 볼 때까지 살고 싶다"는 말로 타협을 시도하는 것이다. 하느님이나 부처님에게 기도할 때도 있지만 주치의와 간호사에게 부탁하기도 한다. '괴로울 때의 하느님 찾기'라고 하는데, 교회나 절에 돈을 바치기도 하는 것이 3단계이다.

4단계는 '억울함'이다. 신변에 닥친 죽음의 운명을 피할 수 없는 것으로 받아들이면 사람은 보통 의기소침해진다. 허무함, 안타까움, 무기력감, 체념, 공허감이 지배한다.

5단계는 '수용受容'이다. 자신이 머지않아 죽는다는 사실을 승인하면서도, 그것에 대해 희로애락의 감정을 느끼지 않게 되는 상태이다. 이때가 되면 뇌의 반응성도 떨어져서 자신의 운명에 대해 심하게 감정이 흔들리는 일도 없어져 결국 뇌 활동이 쇠퇴하고 기면嗜眠 경향이 강해지며, 몸 전체가 쇠약해지고 삶과 죽음의 경계도 애매해져서 육체의 죽음을 맞이하게 된다.

이 다섯 단계는 다수의 환자의 반응을 집계해서 얻은 것으로, 개인에 의해 예컨대 '부인'에서 갑자기 '수용' 단계로 진행되는 경우가 일어나기도 한다. 일반적으로는 자아의식이 부족한 사람일수록 수용이 쉽게 일어난다고 한다. 한편 평소 자기중심적으로 살아오고 죽음 따위는 생각한 적도 없는 사람일수록 '부인', '분노', '거래'의 단계가 길어지며 또 마지막까지 '죽음의 수용'이 성립하지 않아서 끊임없이 분노하고 원망하다 죽는 사람도 있다. '인간은 살아온 것처럼밖에 죽을 수 없다'는 것이 결론이다.

죽음에 대한 다양한 의사표시

인간은 감정을 지닌 동물이기 때문에 느끼는 것과 표현하는 것이 다양하다. 즉 사랑과 미움, 의존과 자립, 삶을 원하는 마음과 죽음을 원하는 마음 등과 같이 서로 대립되는 것을 동시에 경험하게 되는 경우가 있는데, 이러한 것이 아마도 인간의 정신역학에 있어서 가장 어려운 문제인지도 모르겠다.

마음의 동요는 하나의 사물, 한 명의 사람, 그리고 하나의 행위에 대해 애착과 반발을 동시에 느끼기 때문에 일어나는 현상이다. 그것은 인간 심리의 저변에 깔려 있는 것은 논리보다는 감정이어서, 매번 이유를 붙일 수 있는 여러 가지 것들에 유혹됨으로 인한 것이다.

특히 죽음을 향한 마음의 동요는 누구에게나 기본적으로 깔려 있다고 보아야 한다. 그렇기 때문에 죽으려고 스스로 가슴을 찌른 사람이 살려 달라고 소리 지르고, 죽으려고 약을 먹은 사람이 병원에서 구제되는 순간 살아나서 다행이라고 느끼는 것이다.

저자는 수많은 자살자들의 부검을 통해 그 사람의 생존 시의 심리를 그려보고 분석해보려고 애를 쓰곤 했다. 그러나 심리학을 전공하지 않은 저자로서는 이를 계통적으로 정리하는 것이 쉽지 않았다. 죽음을 택한 사람들의 사건 내용과 그 결과를 검토해보고 나서야 죽음에 대한 능동적인 의도와 수동적인 의사가 동시에 또는 따로따로 나타나고 있음을 알 수 있었다.

첫 번째는 죽음을 스스로 주도하려는 태도이다. 특히 미래가 절망적일 때 흔히 사람은 죽음을 택하게 되고, 그렇게 선택한 죽음을 자기가 주도

하려 한다.

예를 들어 사업에 실패하여 이를 회복할 방도는 없고 빚에 쪼들려 장차 자기의 상태가 바람직하지 않고 비참해질 것이 명확하다거나 또는 죽을병에 걸려 소생할 가망이 없다고 판단되는 경우, 죽음을 자기가 주도하여 자기가 원하는 시기에 원하는 상태에서 죽으려 한다. 그렇기 때문에 병원 침대에 누워 있던 환자가 갑자기 높은 곳에서 떨어져 소동을 벌이는 경우를 보기도 한다.

두 번째는 죽음을 의도적으로 그리고 적극적으로 원하는 태도를 보이는 경우이다. 이럴 때는 대개 수면제, 연탄가스, 흉기 등을 사용하는데, 공통적인 것은 이런 수단을 사용하면 틀림없이 죽는다고 생각한다는 사실과 구제될 가능성이 거의 없거나 또는 절대적으로 없는 상황에서 실행된다는 점이다.

그러나 그 순간에 있어서 마음은 죽음을 원하는 기분으로 가득 차 있었지만 시간이 흐름에 따라 죽음으로 향했던 마음이 점차 변화되는 경우가 종종 있다. 어제는 죽기를 원하던 사람도 오늘은 죽지 않고 살기를 원하는 경우가 있는데, 임상적 관찰에 의하면 죽기를 원하는 순간은 비교적 짧은 시간이라고 한다. 따라서 그 시간을 넘길 수 있다면 죽기를 원하던 마음과 태도는 점차 누그러진다는 것이다.

세 번째는 죽음을 무시하는 태도이다. 예를 들어 자기의 잘못된 판단으로 친구의 회사가 망한 데 대한 책임을 느껴 자살하려는 사람이 유서에 "비록 이 세상에서는 나의 잘못으로 너에게 돌이킬 수 없는 재산의 손실과 정신적인 타격을 주었지만 내세에는 기어코 신세를 갚겠다……"라고 쓴다고 하자. 이때 죽으려는 사람은 사후의 세계를 믿기 때문에 현세를 하직하고 재출발하려는 생각과 태도를 가지고 있다고 볼 수 있다. 따라서 죽음을 무시한다기보다는 오히려 죽음을 초월했다는 표현이 옳을지도 모르겠다.

네 번째는 죽음을 의도적으로 앞당기려는 적극적인 태도는 아니지만 수동적으로 죽음을 원하는 태도이다. 즉 죽음을 환영하는 태도로서 의식적으로 죽음을 앞당기려고 하지는 않지만 자기에게 다가오는 죽음을 피하려 하지 않고 오히려 반기는 태도이다.

죽음을 환영하는 것보다 더 수동적인 것으로는 죽음을 수용하려는 태도이다. 환영은 수용보다 다소 적극성이 있다. 반면에 수용은 머지않아 다가올 죽음을 운명으로 생각하고 받아들이려는 태도이다.

다섯 번째는 죽음을 경시하는 태도이다. 죽음을 인생의 중대한 결과로 생각하지 않고 단순한 생명현상의 정지라고 가볍게 생각하는 태도로서, 오늘날 극도로 발달된 과학교육을 받은 젊은 계층에서 볼 수 있는 경향이다.

여섯 번째는 죽음을 겁내는 태도이다. 죽음은 무서운 것이기 때문에 죽음 앞에서 꼬리를 빼는 태도라고 할 수 있다.

의학에서의 죽음의 개념

죽음에 대한 판정

죽음을 맞이하는 것은 분명 서러운 일이지만 피할 수 없는 일이라는 것은 누구나 알고 있다. 그렇기 때문에 의사가 임종을 선고하면 대부분의 경우 가족은 '드디어 그때가 왔구나' 하고 납득하며 죽음을 받아들인다. 여기서 잠시 생각해보자. 그렇다면 우리가 이처럼 당연하게 받아들이는 '죽음'은 도대체 무엇이며, 의사는 어떻게 '죽었다'고 죽음을 선고하는 것인가? 그리고 죽음과 동시에 우리 몸의 각 장기들은 이를 어떻게 받아들이는가?

죽음이란 의학적으로 볼 때 심장의 박동이 멈추고, 폐에서의 호흡운동이 정지되는 상태로, 심장이 먼저 정지하면 심장사心臟死라 하고 호흡운동이 먼저 정지하면 폐장사肺臟死라고 한다. 심장과 폐장의 운동이 동시에 멈추는 일은 거의 없다. 근래에 와서는 심폐운동은 정상으로 이루어지지만 뇌의 기능이 소실되는 것을 뇌사腦死라고 하는 등 죽음의 의학적 정의가 복잡해지고 있다.

심장은 혈액을 전신으로 보내는 몸속의 가장 중요한 장기 중의 하나이며 그 심장이 멈추는 현상을 우리는 죽음으로 생각한다. 그러나 의사의 세계에서는 사망 판정을 보다 확실히 하기 위해 세 가지 사항을 확인한다. 그 세 가지 사항이란 '심박心膊 정지', '호흡 정지', '동공瞳孔 확산', '대광반사對光反射 소실' 이다. 이를 '사망의 세 징후' 라 하며 의학적인 사망 판정의 기준이 되고 있다.

심박 정지는 심장이 멈췄는지 뛰고 있는지를 확인하는 것이며, 호흡 정지는 폐 기능의 정지 여부를 확인하는 것이다. 폐는 생명활동에 절대 필요한 산소를 공급하는 장기로, 심장과 마찬가지로 죽음 판정의 기준이 된다. 그러면 동공 확산, 대광반사 소실이란 무엇인가? 의사가 눈꺼풀을 들어올려 눈에 펜 라이트를 비추어 동공 확산, 대광반사 소실을 확인하는 것이다. 사망하면 동공이 열려 빛을 비춰도 수축하지 않는데 바로 그것을 확인하기 위해서이다. 심박 정지는 심장의 기능 정지, 호흡 정지는 폐의 기능 정지를 말한다. 그렇다면 동공 확산, 대광반사 소실은 어떤 기능 정지를 조사하는 것인가? 그것은 뇌 속에서 생명 유지의 기능을 담당하는 뇌간腦幹의 기능을 검사하는 것이다.

죽음을 판정할 때 흔들리기 쉬운 일들

의사들은 심장, 폐, 뇌의 세 가지 중요 장기가 기능을 하지 않으면 '죽었다' 고 판정한다.

의사들은 '세 징후'를 살펴봄으로써 쉽게 죽음을 판정하는 것으로 생각할지 모르지만 실은 그렇지가 않다. 실제로는 매우 혼동스러운 일들이 벌어진다. 즉 죽음 판정에 어려움이 따르기 때문에 난처한 일들이 벌어질 때가 있다.

심장이 뛰는 것을 눈으로 보기 위한 장치가 심전도心電圖이다. 심장이 박동하면 심전도 모니터의 선이 물결치듯이 움직인다. 그리고 죽음의 순간을 맞이하면 심전도는 삐 소리를 내고 모니터의 선은 일직선이 된다. 심장이 멎었다는 신호이다. 이것만 보면 심장이 어느 순간 갑자기 정지하는 것처럼 여겨지는데, 실제로는 그렇지 않다.

예를 들면 심전도 모니터를 보던 중 심박이 멎어 의사가 "임종하셨……"이라고 말하려는 순간 또다시 심박이 뛰기 시작하는 일이 있다. 이럴 때 경험이 많지 않은 의사는 긴장하고 유족들은 심전도에 주목한다. 의사가 "임종하셨습니다"라고 말했는데 다시 심장이 뛰면 가족들은 혼란에 빠진다. 심장이 다시 뛰는 정도면 괜찮지만, 때로는 손이 꿈틀 움직이는 일도 있다. 결론을 말하면 마지막에 심장이 한두 번 뛰어도 사망한 것은 마찬가지인데 그래도 유족들은 납득 안 되는 표정을 짓고 그중에는 의사에 대한 불신감을 노골적으로 드러내는 사람도 있다.

그래서 베테랑 의사들이 임종을 선언할 때는 모니터의 선이 일직선이 된 시점에서 사망을 확인하고 심전도 스위치를 끈 후 임종 사실을 유족에게 알린다. 이처럼 심장 정지는 갑자기 찾아드는 것이 아니라 멈추었다 뛰었다 하면서 서서히 정지된다.

심장은 보통 1분에 60번 이상 뛰는데, 이것이 40번을 밑돌면 위험신호이다. 1분에 10번 정도 뛰면 거의 사망이고 1분에 1번은 사실상 죽은 것과 같다. 또한 확실한 심박이 아니라 진폭이 상당히 작은 박동을 하는 경우도 있다. 이렇듯 심장은 완전히 멈추기까지 시간이 걸린다. 그러나 이런 사실을 모르면 사망 판정을 둘러싸고 의사와 가족 간에 마찰이 생길 수도 있다. 인간의 몸은 복잡미묘하고 불가사의하기 때문에 의사조차 얼굴에 핏기를 잃을 만큼 생사의 갈림길에는 미묘한 경계선이 있는 것이다.

심장은 그 역할이 중요한 만큼 상당히 터프하고 생명력이 강한 장기이다. 심장은 잘라내서 몸 밖으로 꺼내도 박동을 멈추지 않는다. 그 이유를 납득하기 위해서는 우선 심장의 구조에 대해 알아야 한다.

심장의 크기는 주먹만 하고 심근心筋이라는 근육으로 이루어져 있다. 박동 횟수는 1분에 약 60번 정도로, 약 5리터가량의 혈액을 순환시키며 잠시도 쉬지 않고 죽을 때까지 계속해서 움직인다.

심장 박동의 근원은 우심방의 동결절洞結節이라는 부위이다. 동결절은 근섬유세포의 집합체인데 여기서 전기적인 임펄스가 발생한다. 이 임펄스가 자극전도계刺戟傳導系라는 경로를 따라 심근으로 퍼져서 심장이 리드미컬하게 박동하게 된다. 즉 심장의 박동은 심장 자체가 지니는 움직임인데, 이것을 자동능自動能이라고 한다. 몸의 다른 부위의 근육들은 모두 신경의 지배를 받아 움직이지만 심장은 신경의 지령 없이도 자유롭게 움직인다.

그래서 심장을 잘라내도 박동이 멈추지 않는 것은 이 자동능 때문이다. 물론 뇌의 신경 지배는 받고 있으나 그것은 몸 상태에 따라 미묘하게 혈류를 조정하기 위해서이고 기본적인 움직임은 심장 자체의 능력에 의해 이루어지게 된다.

특히 심장 박동의 근원인 동결절에는 진짜 페이스메이커(자동심실수축장치)와 예비로 폴로어follower가 있다. 진짜 페이스메이커가 어떤 장애에 의해 제구실을 못하면 폴로어가 임펄스를 일으킨다. 이중으로 위험방지책이 마련되어 있는 것이다. 이런 장치가 있기 때문에 심장은 멈추었다가도 다시 박동하고 박동하다가도 갑자기 멈추는 등 이해하기 어려운 장기이다. 평균수명까지 산다면 일생 동안 약 20억 번가량의 박동을 끊임없이 지속하는 터프함을 보여주는 장기이기도 하다. 그 심장이 일을 멈출 때 우리에게 죽음이 찾아들게 된다.

그런데 간혹 죽음의 세 징후에 들어맞지 않은 죽음이 야기되기도 한다. 예를 들어 심장과 호흡은 멈추었는데 동공이 열려 있지 않은 경우가 있다. 죽으면 당연히 동공이 확장되어야 하는데 농약 중독 때는 열리지 않는다. 동공은 뇌간이 지배하는 부교감신경에 의해 열리게 되는데, 부교감신경이 작용할 때는 아세틸콜린이라는 물질이 산출되어 동공을 수축시킨다. 그러나 유기인산화합물과 같은 농약에 중독되면 몸속에 있는 아세틸콜린을 분해해서 그 작용을 저지하는 효소가 그 작용을 하지 못하게 된다. 아세틸콜린이 소실되지 않고 그대로 남으면 동공이 굳게 닫히게 되고, 사망해도 열리지 않는다. 따라서 심박 정지와 호흡 정지가 확인되었는데 동공산대가 없는 경우에는 농약 중독을 의심해서 반드시 이를 증명하고 죽음을 판정해야 한다.

사람의 죽음이 초래되는 데 있어서 심장의 정지만이 일어나는 것이 아니다. 몸의 다른 부위의 조직도 갑자기 죽는 것이 아니라 서서히 죽어간다. 즉 심장이 멈춰도 한동안은 계속 그 기능을 유지하다가 멈추게 되는 것이다.

신장은 혈액을 여과하는 장기로 혈액에 포함된 노폐물과 나머지 수분은 여기서 분류되어 소변으로 배출된다. 그리고 깨끗해진 혈액은 다시 심장으로 돌아간다.

신장의 활동이 나빠지면 혈액을 여과시키지 못하기 때문에 인공투석을 통해 인위적으로 여과 작업을 하며 이식수술로 정상적인 신장 교환이 가능하다. 이때 심장사로부터 90분 이내에 신장을 꺼내면 이식할 수 있다. 적어도 그때까지 신장은 살아 있는 것이다.

신장뿐 아니라 다른 조직도 심장 정지 후 얼마간은 살아 있는데 피부의 경우는 심장 정지 후 48시간, 뼈는 72시간이 지나도 이식이 가능하며, 손톱이나 머리카락 역시 꽤 오랫동안 계속 자란다. 혈액순환이 멈춰도 주위에 영양분이나 산소가 없어지지 않는 한 체내의 화학변화는 지속되는 것이다.

또 이런 사례도 있다. 남편의 사망 사실을 전해들은 아내가 몸이라도 깨끗이 해주려고 유체를 정성스럽게 닦고 있는데 분명히 죽은 남편의 발이 경련을 일으키듯 꿈틀댔다. 깜짝 놀란 아내는 병실을 뛰쳐나와 담당의사에게 남편이 아직 살아 있다고 호소했다. 그러나 담당의사가 재차 확인해보니 사망한 것은 분명했다. 아내는 뭔가에 홀린 기분으로 남편의 죽음을 받아들이려 하지 않았다. 이런 상황을 맞으면 누구나 의혹을 품겠지만 이것도 사후현상으로서 설명이 가능하다.

척추 역시 심장이 멈춰도 즉시 기능이 정지되지 않는다. 척추반사는 사후 3시간 정도 지속된다. 척추반사의 대표적인 예는 무릎의 건腱을 쳐서 다리가 튀어오르는지 검사하는 방법이 있는데, 위 사례의 경우에도 아내가 다리를 닦는 동안 어딘가의 건을 건드린 것이고 그로 인해 척추반사가 일어나 다리가 꿈틀한 것이다. 이렇게 몸의 장기나 조직은 심장 정지 후에도 한동안은 기능이 남아 있어서 순차적으로 죽어간다. 모든 조직이 활동을 정지해야 비로소 완전한 죽음을 맞게 되는데 그것은 세포 붕괴, 즉 부패가 시작되어야 확인할 수 있다.

너무 빠른 사망 판정으로 되살아나는 주검

사람이 아직 죽지 않았는데 사망 판정을 내리는 사례가 과거에는 종종 있었다. 장례식 도중이나 매장하려는 순간에 죽은 사람이 갑자기 되살아난 사례도 보고된 적이 있고, 심지어는 무덤 속에서 소리가 들려 묘지기가 무덤을 팠더니 죽었어야 할 사람이 발버둥치고 있었다는 예도 있었다고 한다.

예부터 사망을 판정할 때는 호흡이나 심박 정지 여부를 확인했지만 청진기가 없었던 시절에는 희미한 호흡이나 심장의 박동을 파악할 수가 없어서 사망 판정을 너무 빨리 해버리는 경우가 있었다.

의료기술이 발달한 오늘날에도 이른 사망 판정이 없어진 것은 아니다. 세계적으로 보면 공공연하게 알려진 것만 해도 1년에 몇 건씩 보고되고 있으니 사실은 적지 않은 실수가 일어나고 있다고 보아야 할 것이다.

그래서 우리나라에서는 이처럼 너무 이른 사망 판정을 방지하기 위해 사망 확인 후 24시간 동안은 매장이나 화장을 해서는 안 된다고 법으로 정하고 있다. 그 의미는 되살아나는 경우가 발생하지 않는다고 단언할 수 없다는 뜻이다.

특히 복어알 중독(테트로톡신 중독) 때는 유의해야 한다. 이 독은 인간을 가사 상태에 빠뜨리기도 하기 때문이다. 전해지는 이야기에 의하면 호흡과 심박도 멈췄고 동공도 열려 있어 사망 판정을 했는데 후에 살아난 예도 보고된다.

사람의 죽음을 선언할 수 있는 사람은 오직 의사뿐이다. 따라서 살아있는 사람일지라도 의사가 사망진단서를 발부하면 그 사람은 일단은 죽은 사람이 되는 것이다.

한 외국의 사례에서 그 전형적인 경우를 볼 수 있다. 의과대학에 다니는 한 쌍의 남녀 학생이 재학 시절부터 열렬히 사랑했는데, 졸업 후에 여학생이 다른 사람과 결혼하게 되자 화가 난 남학생이 그 여학생이 사망했다는 사망진단서를 발부하고 자신의 의사 면허는 국가에 반환했다. 나중에 그 여학생이 호적을 확인했다가 자신이 사망자로 되어 있는 걸 보고 경악했다.

죽음의 정의는 호흡운동과 심박동, 그리고 각종 반사운동反射運動의 영구적인 소실이다. 그렇다고 하여 한 개체의 죽음을 선고하기 위하여 의사가 영구적으로 기다려야 하는가? 그렇지는 않다. 호흡, 심박 및 각종 반사가 소실된 시각으로부터 30분간을 반복 검진하여 그 시각으로 정하면 된다. 그런데 이 사망 시각이 때로는 전 재산의 행방을 좌우하게 되는 경우가 생긴다. 예를 들어 신혼부부가 신혼여행 도중 차 사고로 병원에 입원가료하다가 둘 다 사망할 경우 단 1분이라도 뒤에 사망진단서가 발부된 사람측에 먼저 죽은 배우자의 전 재산이 상속된다. 특히 화재 사고로 전 가족이 부상을 당해 입원가료 중 아이들이 먼저 사망하는 경우, 아버지와 어머니 가운데 누가 먼저 사망하는가에 따라 그 재산의 상속인이 결정되는데, 아버지가 단 1분이라도 먼저 사망할 경우 자동적으로 그 재산은 어머니 가족 중에 상속인에게로 넘어가게 된다. 그런 일이 화재, 폭발 등 각종 사고 때 대두되는 경우가 많다.

때로는 사후에 그 사망 시간을 논해야 하는 경우도 많다. 입원 중인 환자는 병원에 있는 여러 사람의 시선 속에서 사망하기 때문에 사망 시간을 논하는 데 별 문제가 없지만, 사망 후의 검시檢屍로 사망 시간을 정해야 할 경우도 허다하다.

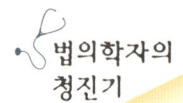

{생과 사가 나뉘는 1분}

의사의 사망 시간 판단은 살인사건의 경우 특히 중요하다. 사망 시간을 잘못 판단하면 범인 색출에 어려움이 생기고 무고한 사람이 범인으로 오해받는 일도 있기 때문이다.

조작된 사망 시간 때문에 미궁에 빠질 뻔한 살인사건이 있다.

자기의 아내와 동생이 정을 통한다는 소문을 듣게 된 P씨는 고민에 빠져 있다가 아내를 불러 사실 여부를 추궁했다. 아내는 순순히 모든 사실을 고백하고 다시는 그런 일이 없을 테니 덮어달라고 애원했다. 하는 수 없이 묵과하기로 하고 저녁 무렵에 동생을 강가로 불러 형수와의 관계를 추궁하며 나무랐다. 그러나 동생은 그런 일이 전혀 없었다며 오히려 형에게 대들었다.

화가 난 형은 동생의 목을 졸랐는데, 잠시 후 동생은 입에 거품을 물기 시작했다. 놀란 형은 급히 인공호흡을 했으나 끝내 소생하지 않았다. 형은 시체를 강물에 던지기로 하고 동생이 차고 있던 시계의 문자판을 다음날인 20일로 조정하여 땅에 떨어뜨려 고장 낸 후 동생 손목에 다시 채워서 시체를 강물에 던졌다. 다음날 P씨는 일부러 친구 집을 여기저기 다니며 술을 마셔 알리바이를 만들기 위해 노력했다.

3일 후 낚시하던 사람이 시체를 발견해 경찰에 신고했다. 결국 부검을 하게 되었는데, 부검을 맡은 공의公醫는 매우 침착하고 법의학에 대한 지식도 수준급인 사람으로, 사인이 손으로 목이 눌려 사망한 액사扼死라는 것을 알아냈다. 사망 시간을 결정하기 위해 여러 가지 검사를 했다. 시체가 차고 있는 시계가 20일 오후 8시 14분에 멎어 있는 것을 보고, 의학적인 소견보다 시계가 정확할 것이라 생각하여 사망 시간을 20일, 즉 부검 전일 사망한 것으로 했다.

경찰은 수사를 진행했다. 그리고 P씨를 유력한 용의자로 지목했다. 그러나 사건 당일인 20일 P씨의 알리바이가 충분히 성립되었기 때문에 수사는 벽에 부딪혔다. 그 일로 수사 책임자가 감정서를 갖고 저자를 찾아왔다. 그래서 시체 부검 소견所見과 판정된 사망 시간에 좀 차이가 있는 것 같다는 이야기를 해주었다. 경찰은 P씨를 적극적으로 추궁하여 결국 범행 자백을 받아냈다.

이렇듯 의사의 사망 시간 판정의 오판(선의이지만)이 사건을 오리무중으로 빠지게 하는 수가 있고, 또 때로는 단 1분의 차이가 전 재산의 행방을 결정하기도 한다.

뇌사, 또 하나의 죽음

활기를 얻고 있는 뇌사설

인간의 죽음을 정의하는 문제는 심폐기능설心肺機能說에 의해 오랫동안 지배되어왔으며, 또 사실상 아무런 이의 없이 지금까지 유지되어왔다. 그런데 근래에 와서 장기이식 특히 시체 장기를 제공받는 문제가 대두되면서 뇌사설腦死說이 활기를 얻게 되었다. 뇌사설은 사후보다는 생존 시에 장기를 이식하는 것이 성공률이 높으므로, 어차피 머지않아 죽는다면 그 죽음을 미리 예측하여 앞당겨 장기를 제공받는 게 유익하다는 요구에 의하여 제창된 것이다.

심장이나 폐의 기능 정지는 정확하게 말해서 장기의 사망이다. 엄밀히 보면 죽음은 장기 사망 → 세포 사망 → 개체 사망이라는 순서로 진행된다. 하지만 세포 사망을 확인하려면 부패할 때까지 기다려야 하기 때문에 장기 사망, 그중에서도 생명 유지에 없어서는 안 될 장기인 심장과 폐의 사망을 개체 사망으로 인정해왔다.

뇌사가 장기 사망이라고 하면 심장이나 폐의 사망과 똑같지 않느냐는 의견도 있지만, 뇌의 기능은 다른 어떤 장기와도 비교할 수 없을 만큼 인간의 생명 유지와 밀접한 관련이 있기 때문에 뇌사 인정까지는 논의가 많았다.

심장과 폐의 기능 정지는 단시간에 개체 사망으로 이어지기 때문에 사망으로 받아들여지는 데 별 문제가 없었다. 그러나 뇌사의 경우는 뇌의 기능이 복잡하기 때문에 전체적으로 망가지면 회복이 불가능하다. 뇌사 환자가 목숨을 유지할 수 있는 것은 인공호흡기와 심박동기 같은 인공장치 때문인데 이 장치를 달고 있다 해도 그리 오래 살 수는 없다.

뇌사의 인정은 장기 이식의 발달에 큰 원인이 있다. 회복은 불가능할지라도 인공호흡기 같은 생명 유지 장치를 달면 사망의 세 징후와 관련된 심장과 폐는 움직이고 있다. 이식할 장기는 당연히 신선한 상태일 때 성공률이 높으며, 회복 가능성이 없는 뇌사 환자의 장기를 제공받으면 몸은 아직 살아 있는 상태이기 때문에 장기의 상태는 신선한 셈이다. 이러한 점 때문에 뇌사가 문제로 부상하게 된 것이다. 만약 뇌사를 사망으로 취급하지 않는다면 장기 적출은 살인으로 인정될 수도 있다. 뇌사가 사망으로 인정되어 의료계는 이식을 기다리는 환자의 목숨을 구할 수 있게 되었다.

심폐사와 뇌사의 관계

뇌는 인체 최대의 미스터리 존이다. 천몇백억이나 되는 신경세포가 복잡한 경로를 만들어내서 체내의 여러 가지 생명활동을 컨트롤하는데 그 활동은 슈퍼컴퓨터조차 못 당한다. 마치 체내의 소우주와 같다. 그만큼 복잡한 활동을 하기 때문에 뇌는 꽤 많은 에너지를 필요로 한다.

심장에서 배출된 혈액의 20퍼센트가 뇌로 흘러들어간다. 혈액이 뇌에 전달되지 못하면 인간은 단 10초 만에 의식을 잃게 된다. 왜 그렇게 많은 혈액이 필요할까? 그것은 뇌 신경세포의 정보 전달을 위해 혈중 포도당을 분해해 에너지로 변환하기 때문이다. 뇌의 신경조직은 뉴런neuron이라는 신경세포가 그물코처럼 둘러쳐져 있다. 뉴런끼리의 접합 부분을 시냅스synapse라고 하며, 딱 달라붙어 있는 것이 아니라 약간의 틈새가 있어 이 약간의 틈새로 정보 전달 물질이 분비되고 그것이 다음 뉴런에 접합하여 정보를 전달한다.

뇌에는 뉴런이 약 1,000억 개, 시냅스에 이르면 100조 개나 되는 것으로 추정된다. 이것은 최소한으로 어림잡은 숫자이기 때문에 실제로는 더 많을 것이다. 이런 천문학적인 숫자의 신경세포로 가득 차 있기 때문에 뇌를 블랙박스라 부르는 것도 일면 이해가 된다.

뇌는 혈액을 통한 포도당 유입이 멈추면 순식간에 에너지원을 잃는다. 뇌에는 포도당을 저장하는 시스템이 없어서 전적으로 혈액의 공급에 의지하기 때문이다. 심장이 멈추면 포도당 공급 정지에 산소마저 공급이 끊기는 셈이 된다. 이런 경우 뇌는 대사부전에 빠져 매우 짧은 시간 안에 회복 불능 상태, 즉 뇌사가 된다.

뇌는 심장이 움직이지 않으면 살아갈 수 없다. 혈액을 공급하는 심장에 전적으로 의존하고 있기 때문에 심장이 멈추면 뇌도 기능을 멈춰 사망에 이른다. 그것도 상당히 빠른 시간 안에 이루어진다. 물에 빠져 심박이 멈춘 사람에게 실시하는 인공심박동술과 인공호흡을 두고 시간과의 싸움이라고 하는 것도 바로 이 때문이다.

뇌사의 판정 기준

'뇌기능 전체의 영구적 소실'을 뇌사라고 한다. 뇌사에 빠지면 호흡 및 심박동의 불가역적인 기능 정지로 결국 심장사에 이르게 된다. 심장사와 뇌사 사이의 시간차가 짧기 때문에 종래에는 뇌사 상태라는 것이 명확히 인식되지 않고 죽음의 정의에 이용될 하등의 가치가 없어 뇌사에 대해 특별히 신경 쓰지 않았다.

그러나 의료기술이 발달하면서 뇌의 기능이 불가역적으로 정지된 후에도 연명적 치료 장치를 사용하여 길게는 약 10일가량 심장을 박동시킬 수 있게 되었고, 따라서 뇌사와 심장사 사이에 시간적인 간격이 벌어지게 되었다. 그래서 뇌사를 현대의료가 만들어낸 인공적인 산물이라고도 한다. 또 한편으로는 뇌사와 심장사의 시간차를 이용하여 아직 죽지 않은 장기를 적출하여 이식하려는 노력이 장기이식술의 발전과 더불어 노골화되었다. 그뿐만이 아니다. 뇌사 상태에 빠진 환자에게 무익한 연명치료를 중단해야 한다는 소리가 높아짐에 따라 뇌사를 개체사로 인정할 필요가 있다는 주장이 나오기 시작했다.

그러나 실제적이고 생물학적인 견지에서 인간의 죽음이 최후의 인체 세포가 사망했을 때라고 계속 주장하게 되면 결과적으로 인간의 특정한 사망 시각의 결정은 불가능하다는 것을 우선 이해해야 할 것이다.

의학적으로 인간의 죽음을 단순히 실용주의적인 입장에서 제창한 것이 심폐기능설이다. 비록 생물학적인 면에서는 불완전하다 할지라도 사회적인 면에서는 합리적인 것으로 받아들여져 오랫동안 인간의 죽음을 결정하는 데 활용되어왔다. 그런데 전통적인 기준인 심폐기능설에서 뇌사설로 바꾸는 데 있어서 뇌의 기능장애, 즉 혼수의 불가역적인 시점을 결정짓는 데는 어려움이 따른다. 즉 이론적으로는 대뇌가 파괴되어도 심장과 폐의 기능은 계속 유지될 수 있다는 것이다. 그 이유는 호흡중추는 뇌간에 있으며, 심박동의 중추는 일차적으로 심장 자체에 있기 때문이다. 따라서 뇌간의 기능 소실을 나타내는 임상 증상은 뇌기능장애 여부 결정에 중요한 의의가 있는 것이다.

1999년 국회를 통과한 우리나라 뇌사 판정 기준은 가음과 같다.

장기 등 이식에 관한 법률에 의한 뇌사 판정 기준

1. 6세 이상인 자에 대한 뇌사 판정 기준
다음의 선행조건 및 판정기준에 모두 적합해야 한다.
가. 선행조건
　(1) 원인질환이 확실하고 치료될 가능성이 없는 기질적(器質的)인 뇌병변(腦病變)이 있어야 할 것
　(2) 깊은 혼수상태로서 자발호흡(自發呼吸)이 없고 인공호흡기로 호흡이 유지되고 있어야 할 것
　(3) 치료 가능한 약물중독(마취제 · 수면제 · 진정제 · 근육 이완제 또는 독극물 등에 의한 중독)이나 대사성(代謝性) 또는 내분비성 장애 [간성혼

수(肝性昏睡)・요독성혼수(尿毒性昏睡) 또는 저혈당성뇌증(低血糖性腦症) 등]의 가능성이 없어야 할 것

(4) 저체온상태 [직장온도(直腸溫度)가 섭씨 32도 이하]가 아니어야 할 것

(5) 쇼크 상태가 아니어야 할 것

나. 판정기준

(1) 외부 자극에 전혀 반응이 없는 깊은 혼수상태일 것

(2) 자발호흡이 되살아날 수 없는 상태로 소실되었을 것

(3) 두 눈의 동공이 확대・고정되어 있을 것

(4) 뇌간반사(腦幹反射)가 완전히 소실되어 있을 것. 다음에 해당하는 반사가 모두 소실된 것을 말한다.

  (가) 광반사(光反射 : light reflex)

  (나) 각막반사(角膜反射 : corneal reflex)

  (다) 안구두부반사(眼球頭部反射 : oculo-cephalic reflex)

  (라) 전정안구반사(前庭眼球反射 : vestibular-ocular reflex)

  (마) 모양체척수반사(毛樣體脊髓反射 : cilio-spinal reflex)

  (바) 구역반사(嘔逆反射 : gag reflex)

  (사) 기침반사(cough reflex)

(5) 자발운동・제뇌강직(除腦強直)・제피질강직(除皮質強直) 및 경련 등이 나타나지 아니할 것

(6) 무호흡검사 결과 자발호흡이 유발되지 아니하여 자발호흡이 되살아날 수 없다고 판정될 것

＊ 무호흡검사

자발호흡이 소실된 후 자발호흡의 회복 가능 여부를 판정하는 임상검사로 그 검사 방법은 다음과 같다.

- 100퍼센트 산소 또는 95퍼센트 산소와 5퍼센트 이산화탄소를 10

분 동안 인공호흡기로 흡입시킨 후 인공호흡기를 제거한 상태에서 100퍼센트 산소 6l/min를 기관내관을 통하여 공급하면서, 10분 이내에 혈압을 관찰하여 혈액의 이산화탄소분압이 50torr 이상으로 상승함을 확인했음에도 불구하고 자발호흡이 유발되지 아니하면 자발호흡이 되살아날 수 없다고 판정하고, 검사가 불충분하거나 중단된 경우에는 혈류검사로 추가 확인해야 한다.
(7) 재확인 : (1) 내지 (6)에 의한 판정 결과를 6시간이 경과한 후에 재확인해도 그 결과가 동일할 것
(8) 뇌파검사 : (7)에 의한 재확인 후 뇌파검사를 실시하여 평탄뇌파가 30분 이상 지속될 것
(9) 기타 필요하다고 인정되는 대통령이 정하는 검사에 적합할 것

2. 6세 미만인 소아에 대한 뇌사 판정 기준
제1호의 선행조건 및 판정기준에 적합해야 하되, 연령에 따라 재확인 및 뇌파 검사를 다음과 같이 실시한다.
　가. 생후 2개월 이상 1세 미만 소아
　- 제1호 나목(7)에 의한 재확인을 48시간이 경과한 후에 실시하고, 제1호 나목(8)에 의한 뇌파 검사를 재확인 전과 후에 각각 실시한다.
　나. 1세 이상 6세 미만인 소아
　- 제1호 나목(7)에 의한 재확인을 24시간이 경과한 후에 실시한다.

존엄, 자비라는 이름의 안락사

안락사란 무엇인가

안락사euthanasia의 역사는 유구하다. 스파르타에서 기형아 안락사는 합법이었으며, 게르만족 무사는 무기를 다룰 수 없을 만큼 늙으면 죽음을 자청하는 게 도리이고 죽여주는 게 의리였다. 노모를 생매장하는 피지 섬의 의식에서 묻히는 어머니와 묻는 아들이 다정하게 대화하는 모습을 글로 써서 남긴 탐험가도 있다.

우리나라에서는 부모가 늙고 병이 들면 고려장을 하거나 병막病幕에 유기하여 죽어가게 했다. 지금도 스위스에서는 환자가 간절히 원할 경우 1주일분의 마약을 머리맡에 놓아둘 수 있다. 한꺼번에 먹고 죽으면 자살 처리하기 위한 안락사의 편법인 것이다.

10여 년 전 미 CBS 방송을 통해 안락사 장면이 소개되면서 미국 전역이 안락사 문제로 시끄러웠다. 그 원인을 제공한 사람은 '죽음의 의사'

로 불리게 된 잭 케보키언 박사였다.

케보키언은 죽음을 도울 때마다 환자 가족의 동의를 구했으며 자신의 행위를 공개했다. 그의 인터넷 사이트에는 92명의 명단이 올라 있었으며 지금까지 모두 130여 명의 안락사를 도와주었다. 그 때문에 네 차례나 살인혐의로 기소됐지만 번번이 증거 불충분으로 풀려났다.

구치소에 수감될 때마다 항의 표시로 단식투쟁을 벌였던 그는 "나는 인간의 존엄성을 위해 나의 일생을 바쳤다"며 자신의 행위가 신념에 바탕을 둔 정당한 행위임을 주장했다.

반면 영국의 킹스 대학병원의 사이먼 웨슬리 교수 등 반대론자들은 "환자 스스로 죽으려는 충동은 병 자체의 고통보다 심리적 위축이 더 큰 요인으로 작용한다"며 환자에게 삶의 의지를 부여하는 것이 더 중요하다고 반박했다.

이렇듯 안락사 문제는 아직도 찬반 양론이 팽팽한 세계적 관심사이다.

euthanasia의 어원은 그리스어의 eu(아름답게, 행복하게)와 thanatos(죽음)라는 말에서 유래한 것으로 '아름답고 존엄한 죽음', '깨끗한 죽음', '가벼운 죽음' 등의 뜻을 내포한다. 즉 안락사란 죽음을 인위적으로 조종하려는 행위로서 죽음을 합리적으로 관리하려는 발상에서 출발한 것이다.

19세기 말에서 20세기 초에 걸쳐서 안락사의 개념은 '불치병으로 견디기 어려운 고통을 당하는 말기 환자의 죽음을 앞당겨 편하게 하는 행위'로 처음에는 의료계, 법조계, 종교계 및 윤리학자들 사이에서 논의되던 것이 점차 일반인의 관심을 끌게 되었다.

또 한편으로는 '중증의 정신적 또는 신체적 장애의 인위적 치사致死'라는 생각의 안락사는 나치 독일에 의해 '사회적으로 무가치한 생명의 강제적 말살'이라는 방향으로 이용되어 안락사라는 용어의 사용에 있어 많은 불신을 낳게 했다.

한편 의학의 발달로 과거 같으면 죽었을 환자가 구제되었으나 의식은 회복되지 않은 상태의 소위 식물인간을 낳게 되었으며 그 수가 많아짐에 따라 사회적인 문제가 되었다. 즉 '무의미한 연명의 거부', '인간답게 살려는 욕망' 등의 요구가 나오게 되었고 이러한 요구도 안락사와 결부시키기에 이르렀다.

따라서 현재 일반적으로 사용되고 있는 '안락사'라는 용어는 그 내용을 달리하는 두 개의 의미가 같은 용어로 사용되고 있음을 알 수 있다. 즉 안락사는 두 개의 합리주의적 사상에 의하여 지지되는데 그 하나는 죽음에 의미가 있다는 긍정적인 방향에서의 합리주의에 의한 것이며, 다른 하나는 생존이 무의미하기에 거부하는 방향에서의 합리주의에 의한 것이다.

안락사가 일반적인 죽음 또는 살인과 다른 점이 있다면 합리주의에 의하여 생명이 평가되고 처리되는 데 있다 할 것이다. 안락사는 불가역적, 결정적 죽음의 과정에 들어선 생명의 종말을 용인하거나 앞당기는 것을 합리화하려는 것이다. 즉 생명이 불가역적인 죽음의 과정에 심리적 인격이 소멸된 경우(존엄적 안락사), 또는 불치이며 인내하기 어려운 신체적 고통으로 의미 있는 사회생활이 불가능하게 되어 정신적 존재가 소멸된 경우(자비적 안락사)에는 죽음을 앞당겨도 문제되지 않는다는 합리주의적 사상에서 출발하여 이것이 행동으로 옮겨진다는 것이 다른 형태의 죽음과의 차이점이다.

안락사의 정의, 유형 및 윤리적 평가

안락사는 합리주의적 발상에 지지되어 인간 생명이 불가역적인 죽음의 방향에서 인식되었을 때 이를 인위적으로 단축시키려는 인간의 행위라고 정의할 수 있으며 그 유형은 다음과 같다.

(1) 생존의 윤리성에 따른 분류

● 자비사, 반고통사

자비사beneficent euthanasia, 慈悲死란 회복될 가능성이 없고 인내하기 힘든 격렬한 육체적 고통을 지닌 인간 생명은 무의미하기에 거부한다는 취지에서 나온 말이다. 즉 동통을 견디어나가는 것이 일과의 전부인 생존이란 무의미하기 때문에 그 생명을 단축시키는 것이 오히려 자비로운 행위라는 것이다. 반고통사antidysthanasia, 反苦痛死라고 표현하기도 한다.

● 존엄사

존엄사euthanasia with dignity, 尊嚴死라는 단어는 의학 용어가 아니라 일반에게 죽음의 의미를 알기 쉽게 전하기 위해 언론이 사용하기 시작한 파생어이다. 언론이 존엄사라는 단어를 사용하게 된 배경에는 1976년 미국에서 '자연사법Natural Death Act', '존엄사법Death with Dignity Act'이라는 말기환자의 죽음과 관계되는 법이 통과 실시된 사건이 있다. 이 법에는 일정한 요건을 갖춘 말기환자는 의사의 처방을 받아 극약을 복용함으로써 자살하는 것을 허용한다는 내용이 들어 있다. 이에 충격받은 국민들이 반대하자 언어 구사에 능한 정치인들이 '존엄사'라는 용어를 제시했다. 따라서 미국에서 존엄사의 본래 뜻은 단순히 '품위 있는 죽음'을 의미하는 것이 아니라 안락사의 의미를 내포하고 있는 것이다. 즉 존엄사라는 단어가 사용되어 미화된 이미지를 풍기지만 실제로는 '의사조력자살', 즉 '안락사'와 같은 의미이다.

일본이 존엄사 제도를 받아들이기 위해 사용했던 이 용어를 우리의 언론이 그대로 사용했는데, 실제 일본이나 우리의 언론이 원해서 사용한 존엄사의 참의미는 '환자의 죽음을 방지하기 위해 의학적인 최선의 노력을 다했음에도 불구하고 돌이킬 수 없는 죽음이 임박했다면, 의학적으로 무의미한 연명 치료를 중단하고 사람의 품위를 지키면서 자연스럽게 죽음을 맞이하게 한다'는 것으로, 안락사를 허용하는 미국의 존엄사법과는 다르다.

● 도태사

도태사 selective euthanasia, 淘汰死란 사회 공동체의 한 구성원이 질병이나 상해로 심신의 상태가 극도로 악화되어 공동체에 주는 부담과 희생을 인내할 수 없는 경우, 생존의 의미가 없다고 거부되는 것이다. 쓸모없는 존재로서의 생명 주체의 배제는 공동체의 부정을 의미하는 것이 아니라 반대로 강화라는 방향에서 나오게 된 이론으로 이를 도태사라고 표현하기도 하고 일명 포기적 안락사라고도 한다.

(2) 시행자의 행위에 따른 분류

● 소극적 안락사

소극적 안락사passive euthanasia란 죽음의 진행을 일시적으로나마 저지하거나 지연시킬 수 있는데도 불구하고 시행자가 이를 방치하는 것으로 일명 부작위적 안락사라고 한다. 예로 중중의 기형 신생아를 수술하지 않고 방치하여 사망에 이르게 하는 경우를 들 수 있다.

● 간접적 안락사

간접적 안락사indirect euthanasia란 의사 자신의 의도적 행위가 결과적으로 환자의 죽음을 앞당긴다는 것을 알면서도 이를 행한 결과 죽음이 야기되는 것으로 일명 결과적 안락사라고도 한다. 예로 죽음이 초래된다는 것을 알면서도 그 동통을 감소시키기 위하여 모르핀을 계속 증량 투여하는 경우를 들 수 있다.

● 적극적 안락사

적극적 안락사active euthanasia란 행위자가 환자의 죽음을 처음부터 단축시킬 목적으로 시행하는 것으로 행위적 안락사라고도 한다. 예로 혈관에 공기를 주입하여 공기전색空氣栓塞을 야기시켜 사망에 이르게 하는 경우를 들 수 있다.

(3) 생명 주체의 의사에 따른 분류

● 자의적 안락사

자의적 안락사voluntary euthanasia란 환자의 자발적 의사에 따르는 안락사로 두 가지가 있다. 하나는 환자의 의뢰 또는 신청 등의 적극적 요구에 의하여 이루어지는 것으로 의뢰적 안락사라고 하며, 다른 하나는 적극적으로 원하는 것이 아니라 소극적인 승낙에 의한 것으로 승인적 안락사라고 한다.

● 비임의적 안락사

비임의적 안락사non voluntary euthanasia란 환자가 의사를 표시할 수 없거나 그 결정이 불가능한 경우 또는 가능하다 할지라도 외부에서 이를 이해할 수 없는 상황에서 시행되는 것을 말한다.

● 타의적 안락사

타의적 안락사involuntary euthanasia란 환자가 적극적으로 반대하는데도 불구하고 이에 반하여 실시하는 것으로 일명 강제적 안락사라고도 한다.

이상의 각 분류를 종합하면 다음의 표와 같다.

윤리성	시행자의 행위	생명 주체의 의사
1. 자비적	소극적(부작위적) 안락사	자의적 안락사
2. 존엄적	간접적(결과적) 안락사	비임의적 안락사
3. 도태적	적극적(행위적) 안락사	타의적(강제적) 안락사

(4) 안락사의 윤리적 평가

전술한 바와 같이 안락사는 생명 주체의 의사, 시행자의 행위, 그리고 윤리적 견지에 따라 분류할 수 있으며 이것을 요약하면 앞의 표와 같다.

여기에서 제3분류에 속하는 타의적, 적극적 및 도태적 안락사는 윤리적, 법률적 또는 의학적인 견지에서 받아들일 수 없는 형태라 하겠다. 즉 당사자의 의사를 무시한 강제적 안락사, 생명을 단축하기 위한 적극적인 행위에 의한 안락사, 그리고 사회적으로 쓸모없는 존재가 되었다 하여 도태시키는 것은 살인이라는 비난을 면하기 어렵다. 따라서 이 분류에 속하는 안락사는 논의의 대상에서 제외하기로 한다.

만일 안락사가 사회적으로 받아들여진다면 우선 자의自意, 즉 본인이 원하는 것은 필수조건이 될 것이며, 시행자의 행위에 있어서 소극적 또는 간접적인 방법은 경우에 따라 어느 정도 묵인되거나 승인되는 일이 있어 결국 의학적인 평가와 관계될 것이다. 윤리적 평가의 대상이 되는 것은 존엄사와 자비사의 경우라 하겠다.

자비사

자비사는 자비적 안락사, 즉 반고통사를 말한다. 사람에게 있어서 고통을 당하는 것은 매우 심각한 문제이다. 특히 참기 어려운 통증이 계속되는 경우에는 차라리 죽는 것이 낫다고 생각하게 된다. 이것이 바로 자비사의 직접적인 동기라 하겠다. 따라서 자비사에는 참기 어려운 통증의 객관적인 인정이라는 문제가 제기된다. 그렇다면 그 통증이 객관적으로 참기 어려운 통증이라고 인정하기 위해서는 어떤 점이 검토되어야 할까.

첫째로 통증이 영구적일 것, 즉 불치의 통증이어야 한다는 것이다. 제아무리 심한 통증이라도 일정 기간이 지나면 사라지는 것이어서는 안 된다.

둘째로 통증의 합리적인 진통이 불가능한 경우여야 한다. 합리적인 진통이란 그 생명체의 의식의 소실을 초래하지 않고 또 심리적 인격의 해침 없이 가능한 진통을 말한다. 따라서 어떤 의학적인 조치 후에 의식이 몽롱하여 정신활동에 지장을 주거나 의식이 소멸되면서 진통이 야기되었다면 그것은 합리적인 진통이라 할 수 없다.

어떤 생명체에 불치의 통증이 계속되어 고통뿐인 생존이 계속된다면 삶을 포기한다는 문제는 그리 어려운 게 아닐 것이다. 이것이 반고통사의 요청이며, 오히려 그렇게 하는 것이 자비로운 행위라 하여 자비적 안락사라는 명명이 나오게 되었다.

따라서 반고통사는 '영구불치이며 합리적인 진통 방법이 없는 신체적 고통을 지닌 환자를 그 고통에서 구출하기 위해 그 생명체의 죽음을 의도적 또는 용인하는 선에서 연결짓는 행위'라고 정의하고 있다. 즉 비록 불치병에 걸렸다 하더라도 합리적인 진통 방법이 있는 경우는 반고통사의 대상에서 제외해야 한다는 것이다.

그런데 최근에는 통증 치료가 발달해서 자비사의 범주가 점차 좁혀지고 있다. 앞으로의 의학의 발전을 예상하면 고통받는 죽음의 문제는 해결될 가능성이 있는 것으로 보인다.

이러한 문제를 둘러싸고 또 한 가지 고려해야 할 사항은 윤리적인 의무와 현실적인 조건이 경합하는 경우이다.

의료인은 환자의 생명을 지키고 건강 회복을 위하여 최선을 다해야 할 윤리상의 의무가 있다. 그런데 그 의무는 환자를 위한 의무이지, 의무를 위한 의무가 되어서는 안 된다는 것이다. 환자를 위한 최선의 의료라는 말 가운데는 의학적인 최선의 의료라는 의무만이 아니라 환자의 회복 가능성, 가족의 정신적 또는 경제적 부담 능력 등이 고려된 합리적이고 양심적인 의료를 말한다. 즉 환자에 대해서는 의미를 두지 않은 채 의무만을 수행하는 의료는 곤란한 것이다.

의료인은 인간 생명을 존중하며 어떤 희생을 치르더라도 지킬 윤리적인 의무가 있다. 그러나 생명은 절대적 가치가 아니다. 그렇기 때문에 이에 대한 윤리적인 의무만이 아니라 인간적인 면 전체를 종합 판단하여 생명의 가치에 순응되는 정도의 것이어야 한다고 주장하는 이도 있는 것이다.

(1) 자비사의 법률적 평가

환자의 통증을 덜어준다는 것은 분명 의료행위이다. 따라서 통증을 덜어주기 위한 의료행위와 환자의 죽음이 합리적으로 이해되기 위해서는 의료행위의 윤리적 또는 법률적 정당성을 논의하지 않을 수 없다.

의료행위가 환자의 죽음을 직접적으로 그리고 적극적으로 앞당긴 행위라면 그 행위의 이유 및 종류 여하를 막론하고 이는 의료 윤리상 허용되지 않는다. 즉 어떤 행위가 고의적으로 이루어지고 그 행위의 결과로 죽음이 초래되었다면, 다시 말해 작위적 행위의 결과로 죽음이 초래되었다면 그것은 살해에 해당한다.

만일 어떤 죽음의 과정에 들어선 환자의 연명을 위하여 노력하지 않고 방관해서 그가 사망했다면 소극적 안락사에 해당한다. 특히 이것을 의료행위와 결부한다면 적극적으로 개입하여 의료행위를 했을 경우 충분히 연명이 가능한 병상의 환자에게 이를 시행하지 않아 죽음이 초래된 경우에 해당할 것이다.

이런 행위는 분명히 부작위에 의한 생명의 단축이기에 부작위적 안락사라고도 한다. 그런데 그 부작위의 심리에는 생명체가 죽음의 과정에 들어섰을 때 연명이 의미가 없거나 고통이 계속되는데도 합리적으로 제거할 방법이 없을 때 소극적, 즉 부작위적 안락사가 취해진다. 연명에 개입하지 않은 이유가 불가능하기 때문이 아니라 가능함에도 불구하고 연명치료를 하지 않는 경우이다. 이것 역시 이제까지는 의료 윤리상 받아들일 수 없는 행위였으나 최근에는 이를 인정하는 나라들이 늘어나고 있다.

어떤 생명체의 고통을 제거하기 위해 의도적으로 행한 행위가 결과적으로 죽음을 앞당긴다면 이를 간접적 안락사 또는 결과적 안락사라고 한다. 이러한 개념은 안락사가 반고통사의 목적으로 행해지는 경우, 어느 정도 묵인하는 경향으로 이어진다.

임상치료에 있어서, 특히 말기 암환자의 진통을 위해 마약을 사용하는 경우, 마약은 사용 횟수가 증가하면 그 용량도 따라서 증가해야 약효가 있게 마련이다. 이를 계속 상용하는 경우에는 극량, 나중에는 중독량에 이르러 생명이 단축된다는 것을 분명히 알고 있는 의료인으로서 마약을 계속 사용해야 할 것인가 그렇지 않으면 환자의 통증을 방임해야 할 것인가의 문제는 어떤 의미에서는 전통적인 안락사의 찬부贊否에 대한 해답이 될지도 모르겠다.

이 문제에도 찬반 양론이 있다. 그러나 일정한 조건하에서는 이를 묵인한다는 경향이며 실제 임상에서 이런 형태의 반고통사가 취해지기도 한다.

따라서 반고통사의 경우에도 적극적 방법에 의한 것은 의료윤리에 위배되며 간접적 또는 소극적인 것은 부득이한 경우에도 묵인된다고 보는 것이 현실인 것 같다.

(2) 자비사의 입법

자비사가 법적으로 어떻게 다루어지는지에 대해서는 다음의 외국 판례가 정리에 도움이 될 것 같아 소개한다.

일본에서 23세 청년이 우유에 농약을 타서 아버지를 죽게 한 사건이 있었다. 청년의 아버지는 뇌일혈로 쓰러져 전신이 마비된 상태에서 날이 갈수록 증상이 악화되자 아들에게 "죽여달라, 죽여주는 것만이 유일한 효도의 길이다"라고 간곡하게 부탁해서 일어난 일이었다.

법원은 이 사건에 대해 '동의 살인'으로 보고 피고인에게 징역 1년, 집행유예 3년의 형을 선고했다(일본 나고야 고등재판소, 1961. 8. 27).

이를 판결하는 과정에서 법원이 판시한 안락사의 성립 요건은 다음과 같다.

① 환자는 현대의학의 지식과 기술로도 고칠 수 없는 불치의 병에 걸려 있으며 그 죽음이 목전에 임박하였을 것

② 환자의 고통이 심하여 누가 보아도 견디기 어렵다는 것을 인정할 수 있을 것

③ 죽는 것이 환자의 고통을 덜어줄 수 있는 유일한 목적일 것

④ 환자의 의식이 명료하여 의사표명을 할 수 있는 경우 본인의 진지한 의뢰 또는 승낙이 있을 것

⑤ 의사에 의하여 수행될 것. 불가능한 경우에는 이에 수긍이 가는 상당한 이유가 있을 것

⑥ 그 방법이 윤리상의 타당성이 있을 것

이 사건의 경우 법원이 제시한 요건에 완벽하게 충족된다. 그러나 법원은 동의 살인죄를 적용했다.

이러한 판례에서 엿볼 수 있듯 자비사를 입법으로 적법화한다는 것은 불가능하다는 것을 알 수 있으며, 후술하는 무의미한 연명 치료 중단은 가능성이 있으나 자비사는 입법 가능성이 없다고 보는 것이 좋을 것 같다.

근래에 와서 불치의 병과 안락사가 사회적인 문제로 대두되는 일이 많아져 누구나 한 번쯤은 자신과 결부시켜 생각해본 적이 있을 것이다. 우리 사회에서는 아직도 윤리적인 측면은 물론 법률적으로도 안락사가 허용되지 않는다. 그래서 고통받는 환자가 있는 의료 현장에서 환자나 그 가족, 그리고 의료인들이 느끼는 고통 제거의 문제 사이에는 상당한 거리감이 있다. 좀처럼 좁혀질 기미를 보이지 않는 우리 사회의 미해결 과제이다.

환자의 고통을 덜어주고 병을 낫게 하는 것이 의사의 의무이다. 그러나 죽음을 눈앞에 두고 고통받는 환자에게는 고통 없이 죽음에 이르게 하는 것 또한 의사의 의무이다. 신학과 법률에서 내세우는 이론은 잠시 뒤로하고 의사로서 행위의 기준이 되는 중요한 방침은 무엇일까?

의사의 역할은 환자의 생명 연장에 있지 죽음의 과정을 연장시키는 데 있는 게 아니다. 또 의사는 환자의 죽음을 도와주는 게 아니라 환자가 죽음의 길에 들어섰을 때 고통을 덜어주는 역할을 해야 한다. 그러나 이러한 의사의 행위를 놓고 법정에서는 처벌의 대상이 되기도 한다.

이 문제를 다루는 법관들은 의사가 그러한 행위를 하게 된 동기를 존중하여 그 배경을 먼저 면밀히 검토해야 할 것이다. 즉 법 실무상으로는 위법이지만 죽음의 길에 들어선 환자가 절박하게 원하고 의료인이 자비로운 마음에서 취해진 행위라는 것이 명백하고 그것이 입증된다면 처벌해서는 안 되는 위법성 조각阻却 사유의 근거로 삼아야 한다는 것이다.

{반고통사를 택한 프로이트 박사}

프로이트Sigmund Freud(1856~1939) 박사는 아픔의 진가를 우리에게 솔직히 전해준 의사이다. 그는 정신분석학의 창시자로서 무의식이라는 미지의 암흑세계를 파헤쳐 마음의 학문을 개척했고 정신의학은 물론 심리학, 사회학, 문화인류학, 예술 등 여러 분야의 발전에 지대한 공헌을 했다.

반면 그는 19세기의 기독교 신자들로부터는 악마의 사도라는 비난과 가혹한 평가를 받았다. 그러나 그는 놀라운 용기와 인내로서 학문에 몰두해 그러한 공격과 비난을 물리치고 심층심리深層心理의 근본적 의의를 확립하여 정신분석학이라는 학문을 체계화했다. 프로이트는 진정 20세기 사상사에 의미 있는 일대혁명을 가져온 학계의 투사라고 할 수 있다.

그러나 그의 일생은 암이라는 불행에 봉착해 난관을 겪어야 했다. 위대한 의학자의 투병과 죽어가는 과정은 우리에게 많은 배울 점을 시사한다.

프로이트는 스스로 원해서 반고통사라는 안락사를 택했다. 그는 33회에 달하는 수술을 받았는데도 불구하고 암이 퍼져갔다. 주변으로 번져가기만 하는 구강암口腔癌은 피부를 뚫고 눈 주위에까지 퍼져 나갔다. 세균 감염으로 몸에서는 참기 어려운 썩은 냄새가 났고 그는 사경을 헤매게 되었다.

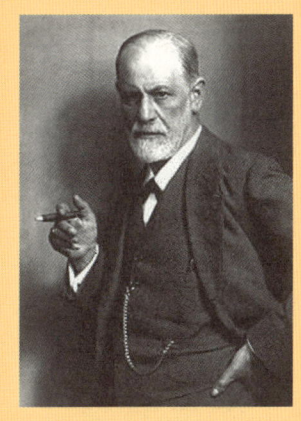

시가를 들고 있는 프로이트 박사

1939년 9월에 접어들면서 그의 병세는 절망적이 되었다. 21일 프로이트는 주치의 슐 박사에게 말했다. "슐 군, 나를 처음 진찰했을 때 나하고 한 약속 잊지 않았겠지? 절망적일 때는 나를 편히 가게 해주겠다던 그 약속 말일세. 지금은 고통뿐이며 아무런 의미가 없어!"

그러자 슐 박사는 환자의 마른 손을 굳게 쥐면서 "예, 선생님, 잊지 않고 있습니다. 편안하게 해드릴게요"라며 약속을 실천할 것을 다짐했다.

다음날 아침 슐 박사는 프로이트 박사에게 0.02그램의 모르핀을 주사했다. 쇠약할 대로 쇠약해지고 이때까지 모르핀 같은 진통제를 일절 투여받은 적이 없는 프로이트 박사에게는 소량의 모르핀만으로도 충분했다. 그는 주사를 맞자 만족스러운 웃음을 보이고는 눈을 감고 잠이 들었다.

약 12시간 후에 슐 박사는 같은 양의 모르핀을 재차 주사했다. 그러자 그는 잠에서 깨어나지 않았다. 프로이트는 9월 23일 밤에 숨을 거두었다. 이렇게 해서 83년 4개월의 그의 생애는 종지부를 찍었다. 이른바 반고통적 안락사, 즉 자비사를 선택해 죽음의 길로 들어선 것이다.

무의미한 연명 치료 중단

　사람은 이성과 자유의지를 구비한 인격을 지녔기 때문에 존엄하며, 인격을 지니지 않은 단순한 생물학적 생명에 지나지 않는 육체라면 특별한 가치가 없고 또 존엄성을 지니지 못했기 때문에 이를 거부한다는 것이 존엄사 발상의 윤리적 배경이다.
　그런데 존엄사를 논함에 있어서 알아야 할 것이 있다. 안락사는 의사가 환자의 임종에 개입하는 뜻에서 출발한 용어이며, 존엄사란 환자가 존엄하게 임종을 맞이할 수 있다는 환자측의 입장을 반영한 용어이다.
　인류는 오랫동안 '죽음은 당연히 저지되어야 하는 것', '생명은 무조건 연장해야 하는 것'이라는 관점에 가치를 두었다. 이러한 가치관은 특히 의학에 있어서는 생명 연장을 최고의 과제로 삼도록 만들었으며 지금도 의학 교육은 그러한 방향에서 이루어진다.
　그러나 자유주의의 원리나 인격 존중의 원리는 부자연스럽고 과잉한 의료를 거부할 자유와 권리가 있다고 주장한다. 이런 주장의 대두와 함께 존엄사가 거론될 만한 비인격적인 생명체가 점점 늘어나는 추세에 있어 이 문제는 심각한 사회문제가 되고 있다.

의식이 없는 응급 환자, 특히 의학적으로는 이미 인격 주체성이 상실되었다고 판단되는 회복 가능성이 전혀 없는 환자에 대해서 의사는 살아 있는 사람으로 취급해야 할 것인가 하는 윤리적 문제에 봉착한다. 그리고 이러한 환자에 대하여 연명 치료는 언제까지 계속할 것인가 하는 의학적인 판단을 해야 한다. 현재는 이런 문제 해결의 돌파구를 무의미하고 필요 없는 연명 치료를 중단해달라는 동의를 치료 중단의 최소한의 구비 조건으로 하고 있다. 이는 Living will(생전의 의사 표시서) 또는 Advance directives(사전 의사 결정서) 등으로 환자가 살아 있는 동안에 자의에 의해 작성한다. 자의라는 말은 강제된 것이 아니라 자발적이고 자유로운 의지로 스스로 죽음을 선택한다는 의미인데 두 가지 경우로 구분된다.

하나는 승인 또는 동의라는 형식이다. 이것은 적극적으로 원하는 것은 아니나 소극적으로 찬성 의사를 표현하는 것이다. 따라서 승인적 안락사의 경우는 안락사의 승인, 동의 및 허가라고 할 수 있다. 이것만으로도 안락사를 행하는 사람의 윤리적 책임은 경감된다.

또 하나는 의뢰 또는 신청이라는 형식이다. 이는 당사자의 적극적 의사 표시로 이루어지는 것으로 그 임의성, 자발성 및 자유성이 전자보다 농후하다. 따라서 의뢰적 안락사의 경우는 다른 사람에게 안락사를 적극적으로 의뢰, 청구 또는 촉탁한 것이다.

미국을 비롯한 다른 국가에서 죽을 권리의 입법, 즉 안락사의 입법에 있어서 본인의 자기결정권 특히 의뢰에 초점을 맞추고 있다. 따라서 법은 Directive to physician(의뢰서 또는 제시서)을 작성할 것을 요구하고 있다. 의뢰서에는 본인이 말기 상태가 증명된 불치의 병상을 지녔을 때 생명 유지 장치의 이용으로 무의미한 생존이 계속되는 것을 원하지 않기 때문에 이러한 장치를 제거해 자연스럽게 죽을 수 있도록 조치해줄 것을 의뢰한다는 내용이 기재되어 있다.

이렇듯 의미 없는 생존을 위한 연명적 의료를 원하지 않는다는 의사 표시를 환자 본인이 생전에 확실히 한 경우에는 본인의 자유의사대로 자연스럽게 죽을 수 있도록 연명적 의료를 중지해도 좋다는 것을 입법화함으로써 몇몇 나라에서는 소극적 안락사가 완전히 정착하게 되었다.

안락사를 의뢰하는 의사 표시가 있는 경우라 할지라도 그것이 본인의 의사인지, 또는 주위의 심리적 압박에 의한 것인지 명확히 구별해야 한다는 점이 고려되어야 한다. 즉 노인환자나 장기간 치료를 요하는 환자의 경우에는 주위 사람들에게 정신적, 경제적인 부담을 주지 않겠다는 심리 작용이 본인이 죽고 싶다는 의사표시로 발현되는 경우가 있기 때문이다.

따라서 죽음의 권리를 인정하는 입법에 앞서 사회의 복지제도가 구비되어야 한다. 환자가 다른 사람의 눈치를 보지 않는, 즉 주위 상황에 영향을 받아 빨리 죽어야겠다는 조바심을 갖지 않도록 사회적 제도가 먼저 갖추어져야 한다는 말이다.

최근에는 존엄사라는 용어 대신 '무의미한 연명 치료 중단' 이라는 표현을 쓰기도 한다.

법의학자의 청진기

{객사와 안락사}

저자가 학회에 참석차 일본에 갔을 때의 일이다.

일본에 도착해서 저자는 친분이 있는 동대 의학부 법의학 교실의 우에노上野 교수를 방문했다. 우에노 교수를 찾아가기 전에 전화로 약속 시간을 잡았는데 도착해보니 우에노 교수는 자리에 없었다. 여비서가 "교수님은 지금 부검실에 계십니다. 잠시만 방에서 기다리시라고 말씀하셨습니다"라고 했다. 10분 정도가 지난 뒤 콧수염의 우에노 교수가 나타나며 악수를 청했다.

그는 자리에 앉자마자 약속을 지키지 못하고 자리를 비웠던 것에 대해 거듭 미안하다고 말하며 갑자기 예정에 없던 부검을 하게 되었기 때문이라고 설명했다. 그리고 다음과 같은 이야기를 들려주었다.

두 모녀가 함께 살고 있었는데 어머니가 위암에 걸렸다. 그러자 딸은 최선을 다해 정성껏 어머니를 치료했다. 그러나 집이 넉넉하지 못한 형편이어서 입원 치료를 받을 수가 없었다.

딸은 한 번 결혼했으나 애를 낳지 못한다는 이유로 이혼을 당하고 친정에 돌아와 살면서 회사에 다니고 있었다. 모녀는 서로 의지하며 살아가고 있었는데, 갑작스럽게 이런 일을 당하자 슬픔이 컸다.

어머니 몸의 암은 퍼질 대로 퍼진 뒤여서 수술을 받을 수도 없는 상태였다. 집에서 요양이나 해보라는 의사의 권고에 따라, 처음에는 약국에서 파는 진통제와 소화제로 그럭저럭 견뎠다. 하지만 날이 갈수록 통증이 심해졌다. 고통스러워하는 모습을 차마

곁에서 지켜볼 수 없는 지경이 되었다.

이러한 나날이 계속되자 지칠 대로 지친 어머니는 딸에게 고통스러우니 제발 자기를 죽게 해달라고 애원하기 시작했다. 딸은 생각다 못해 어머니에게 더 이상의 고통을 주지 않는 것이 자식의 도리라고 생각해 어머니를 보내드리자고 결심했다. 그래서 우유에 청산칼륨을 타서 마시게 했다.

어머니가 죽자 딸은 경찰을 찾아가 사실대로 말했다. 그리고 이 사건은 언론에 보도되었다. 동정 의견과 반대 의견으로 시끄러워지자 이 사건을 담당한 검사가 우에노 교수에게 부검을 의뢰한 것이다. 부검의 소견을 보았더니, 어머니는 틀림없이 위암을 앓고 있었으며 위 내용물에서는 청산염 특유의 냄새가 났다. 딸의 이야기는 거짓이 없었다.

사건 내용으로 보거나 부검 소견으로 보아 단순한 사건이었다. 하지만 세상에 알려짐으로써 찬반 여론이 들끓었다. 그래서 조교들한테만 맡겨놓을 수가 없어 우에노 교수가 직접 나서서 소견만 보아준 것이다.

이야기를 마친 다음 우에노 교수가 물었다. "당신네 나라에서는 이런 사건이 없나요?" 또 법의학자로서 이 사건을 어떻게 생각하는지 저자의 의견을 구했다.

그 당시 우리나라에서는 이와 유사한 문제로 부검한 사례는 없었다. 또 일본 사회에서도 이른바 안락사가 여론화된 것은 이것이 첫 사례인 것 같았다. 저자는 우에노 교수에게 이렇게 말한 것으로 기억한다.

"위암은 현대의학으로도 해결할 수 없는 불치의 병이며, 심한 고통을 겪는 생활을 매일 지켜보는 자식으로서는 어머니의 요구를 무시할 수 없었을 것입니다. 그래서 취한 생명의 단축은 어떤 의미에서는 안락사로 취급해서 처리할 수도 있겠으나, 문제는 이렇습니다. 비록 죽음이 가까운 사람이라도 이를 적극적인 방법으로 생명을 단축시켜서는 안 되며 그것을 안락사라고 해서도 안 될 것입니다. 또 그 어머니가 고통 때문에 생명을 단축시켜줄 것을 요구해서 행했다 하더라도, 어디까지나 살인 행위임에는 틀림없지 않겠습니까? 즉 촉탁살인 또는 승낙살인에 해당할 것입니다. 안락사라면 소극적이고 점진적인 것, 예를 들어 심한 기형아가 출생했는데 수술로도 그 기형을 바로 잡을 수 없고 결국에는 사망에 이를 것이 명백한 경우, 이를 수술하지 않고 그대로 방치하는 행위가 있습니다. 또는 말기 암환자가 심한 동통을 호소하여 모르핀을 투여했는데 내성이 생겨 점차 그 투여량을 증가시켜 나중에는 치사량에 가까운 것을 알면서도 그 고통을 덜어주기 위해 부득이 투여하는 등의 '소극적이고 점진적인 것'은 안락사로서 찬성할 수 있습니다."

그러나 본 사례와 같이 적극적인 방법으로 생명을 단축시킨 것은 찬성할 수 없다고 역설한 뒤 반문했다.

"일본에서는 병원에서 치료하던 환자가 그 생명이 얼마 남지 않았다는 판단이 들면 그 가족에게 알리지 않습니까? 우리나라에서는 그런 경우에 가족에게 통보하고 가족들은 환자를 집으로 모셔가, 생의 종말은 집에서 가족들이 모인 가운데 편안하게 맞이하도록 합니다. 이것이 안락사가 아니고 무엇이겠습니까."

그런 다음 "어떤 의미에서 보면 안락사는 한국 사회에는 정착된 셈인데 일본의 경우는 어떻습니까?" 하고 물었다. 그러자 우에노 교수는 자기네 나라에서도 임종이 가까워지면 가족에게 알린다고 했다.

저자는 이야기가 나온 김에 한마디를 더 덧붙였다.

"우리나라에 그러한 관습이 있는 것은 객사客死에 대한 개념이 뚜렷하기 때문입니다. 객사란 자기 집 밖인 객지에서 죽는 것을 말하며, 일단 객사한 경우에는 그 시신은 자기 집으로 모실 수 없습니다. 이것에는 두 가지 의미가 있지요. 그 하나는 부모를 객사하게 하는 것은 막심한 불효에 해당하기 때문이며 또 하나의 이유는 사람은 자기 집의 벽에 기대어 죽어야 호상好喪이라 하고, 객사하는 것은 참상慘喪이 됩니다. 참상에는 많은 잡귀가 따라다니기 때문에 집안에 흉사가 이어진다는 관습에서 객사한 시체는 절대로 집에 들여놓지 않습니다."

우에노 교수는 객사한 것을 왜 참상으로 보며 왜 잡귀가 따라다니는지 이해가 안 된다고 했다.

그래서 그 이유도 설명해주었다.

"옛날 전염병이 많이 돌 때는 지방을 다니다가 전염병에 걸리는 경우가 있었고 이러한 사람이 집에 와서 사망하는 경우에는 그 전염병이 동네에 퍼져 동네의 여러 사람이 죽게 되기 때문에 잡귀가 따라다니는 참상으로 보았습니다."

그제서야 우에노 교수는 고개를 끄덕이며 이해가 간다고 했다.

"그런 관습에서 부모가 돌아가시기 전에 집으로 모셔가야 하기 때문에 병원에서 임종에 대해 알려주면 가족들은 모든 의료 행위를 중단하고 환자를 집으로 모셔갑니다. 이런 뿌리 깊은 관념이 우리 사회에서 소극적인 안락사를 정착시켜온 것입니다."

우에노 교수는 일본에는 한국에서처럼 객사에 대한 뚜렷한 개념은 없지만, 대부분의 사람들이 가족이 다 모인 가운데 유언을 남기고 여유 있게 하고 싶은 말을 하고 아들, 딸, 손자, 며느리의 손목을 잡고 꺼져가는 등불처럼 인생의 종말을 마치기를 원한다고 했다. 아무리 현대의학이 좋다지만 가족이나 친지, 친구의 얼굴도 볼 수 없는 상황에서 팔에 주사기를 꽂고 코에 산소 줄을 넣어 유언도 할 수 없는 상태로 임종하기를 바라는 사람은 일본뿐만 아니라 그 어느 나라에도 없을 것이다.

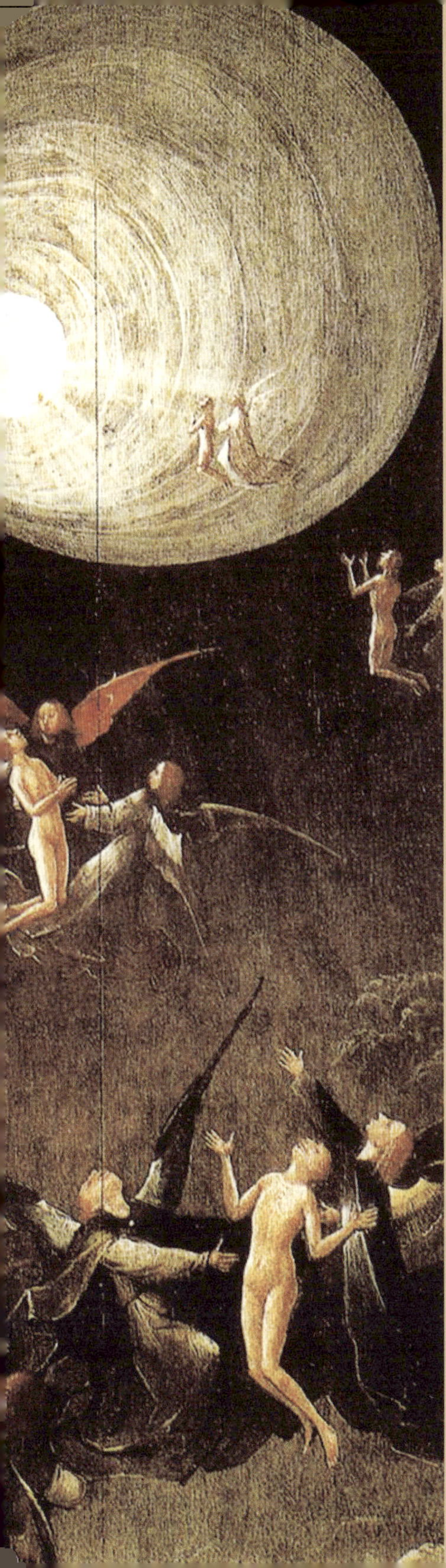

4

무언의 메시지-
죽음에 나타나는
신기한 현상

사후현상 – 죽음은 죽어서도 말한다

사후현상이란 무엇인가

사람이 사망하면 그 직후부터 몸에 일정한 변화가 진행되는데 이것을 사후현상死後現象이라 한다. 즉 죽음과 동시에 열 생산이 정지되기 때문에 생전에 지녔던 체온은 점점 내려가고, 심장박동의 정지로 혈액이 순환되지 않아 한곳에 고이기 때문에 그것으로 인해 시체 표면에는 얼룩이 지는 것이다. 또 근육 활동이 정지되면 근육이 지녔던 각종 물질의 생산이 정지되고 점차 감소하기 때문에 근육은 마치 판자처럼 굳어지는 등 다양한 변화가 일어난다.

이러한 사후현상을 잘 이해하면 사망 시간을 알 수 있으므로 범행 시간을 추정할 수 있고, 사망의 종류, 사인, 사후 시체의 이동 여부, 범죄 수법 등을 알아내는 데 도움이 된다.

사후시간과 체온 저하

사람은 태양이 이글거리는 적도의 무더위나 삭풍이 몰아치는 남극이나 북극에 있어도 체온이 37도에서 크게 벗어나지 않는다. 우리의 체온은 신진대사의 결과로 유지된다. 신진대사라는 생화학적 반응이 바로 발열發熱이므로 우리 몸에서 신진대사가 이루어지는 동안 열 생산은 계속된다. 기온이 체온보다 낮은 경우에는 열이 몸 밖으로 빠져나가 발산된다. 반대로 기온이 체온보다 높은 경우에는 몸에서 땀이 남으로써 몸의 체온을 식혀주게 된다.

몸에 열이 있다면 그것은 곧 몸에 이상이 있음을 알리는 최초의 신호일 경우가 많다. 체온이 오른다고는 하지만 그 절대치는 2~3도 정도로서 그리 큰 것이 아니며, 신열이 있는 상태에서도 체온은 비교적 일정하게 유지된다. 따라서 체온이 왜 오르는가보다 어떻게 체온이 일정하게 유지될 수 있는가가 우리에게 의문과 더불어 흥미를 불러일으키는 문제이다.

그것을 한마디로 답하면 우리의 체온은 자동조절기구에 의해서 일정하게 유지된다고 할 수 있다. 자동조절기구는 난방장치를 예로 들면 쉽게 이해할 수 있을 것이다.

감각기 구실을 하는 온도계를 방 안에 설치해놓고 온도를 측정하여 이것을 조절기에 알려주면, 조절기는 원하는 어떤 기준 온도와 실내 온도를 비교하여 만일 실내 온도가 원하는 기준 온도에 미치지 못하면 보일러를 가동시켜 스팀이 돌게 하고, 스팀이 방 안의 공기를 충분히 데워 실내 온도가 원하는 기준보다 높아지면 이 정보를 받은 조절기는 지체 없이 보일러를 끄게 하여 실내 온도를 기준 온도와 비슷하게 조절한다.

인체에도 이와 같은 자동조절기구가 있는데, 이것은 체온 조절 중추 감각기와 효과기로 구성되며 신경계와 연결되어 체온을 일정하게 조절한다.

건강한 사람의 경우에도 체온을 재는 부위에 따라 체온에 차이가 있다. 온도계를 입안에 넣어 재는 체온, 겨드랑이에 꽂아서 재는 체온, 항문에 넣어 직장直腸에서 재는 체온 등 각기 그 계측하는 부위에 따라 차이가 있는데, 외부 기온의 영향을 가장 적게 받아 정확한 체온을 나타내는 것이 직장 체온이다.

그런데 직장 체온이라 할지라도 아침과 저녁에 따라 차이가 있다. 오전 2~5시에는 평균 36.5도이며, 오후 5~8시에는 37.5도로서 건강한 사람일지라도 조석으로 약 1도의 차이를 보인다.

이렇게 살아 있는 동안에는 열 생산과 소모로 일정한 체온을 유지하지만 이러한 현상은 사망과 더불어 파괴된다. 사망 후에는 열 생산이 정지되고 복사輻射 및 전도轉導에 의해 체온이 점차 내려가서 주변의 기온과 비슷하게 된다. 법의 분야에서는 사후에 체온이 내려가는 현상을 매우 중요시하는데, 이를 계측하여 죽은 후의 경과된 시간을 측정하는 데 이용한다.

그런데 사후에 보이는 체온 하강 현상은 여러 가지 조건의 영향을 받으며, 특히 기온과 착의着衣 상태에 따라 많은 차이가 생긴다. 기온이 낮은 얼음 창고에서 나체로 사망한 경우와 옷을 많이 입고 이불 속에서 사망한 경우에 많은 차이가 있다는 것은 누구나 쉽게 짐작할 수 있다.

이렇게 복잡한 경우를 제외하고 암기하기 쉽게 정리하면, 기온이 15도

일 때, 죽은 후 처음 10시간 이내에 체온이 내려가는 속도는 1시간당 1도이며 그 이후에는 1시간당 0.5도씩 내려간다.

따라서 의사들이 검시할 때는 반드시 직장에서 체온을 계측하게 되며, 이를 이용하여 사후 경과 시간을 산출한 후 간접적인 방법으로 지금으로부터 몇 시간 전에 발생한 사건이라는 것을 추정하는 데 참고하게 된다.

검시 때 체온 계측과 관련한 매우 교훈적인 사건 하나를 소개하기로 한다.

데모하던 사람들이 경찰의 저지를 피해 어떤 건물에 집결하여 농성에 들어갔다. 경찰은 건물 주변을 포위하고 해산할 것을 종용했지만 사람들은 좀처럼 해산하지 않고 3일 동안 계속 농성을 벌였다.

경찰은 마침내 4일째 되는 날 새벽 2시에 일제히 건물 내에 들어가 농성 중인 사람들을 해산시키려 했다. 그러나 사람들이 완강히 저항해서 결국은 실패로 돌아갔다. 그러는 사이에 한 청년이 건물 위에서 뛰어내리다 사망하는 불상사가 발생하고 말았다.

청년은 곧 근처 병원으로 옮겨졌다. 그러나 이미 사망한 후여서 어떤 소생술도 소용이 없었다. 담당의사는 청년에게 사망 선고를 했고, 청년의 시체는 안치소로 옮겨졌다.

데모대측과 경찰 사이에 이 죽음을 놓고 승강이가 벌어졌다. 데모대측은 새벽 2시에 경찰이 건물 내에 침입해 들어왔기 때문에 청년이 건물에서 떨어졌으니 그 책임은 전적으로 경찰에 있다고 주장했고, 경찰측은 데모를 진압하기 위해 새벽 2시에 일제히 건물에 들어간 것은 사실이지만 청년은 그전에 이미 떨어져 사망했다고 주장했다.

경찰이 내세우는 이러한 주장의 근거는 떨어진 청년을 경찰이 발견한 것이 새벽 2시 15분이며, 곧 병원으로 운반하여 잰 체온이 35도였다는 의사의 기록이었다.

상황이 법의학과 관계된 사건이었던만큼 사방에서 저자에게 문의가 왔다. 저자는 먼저 담당 의사에게 체온 계측을 어느 부위에서 했는지를 물어보았다.

"그 체온을 어느 부위에서 계측했습니까? 구중 체온口中體溫입니까? 아니면 액와 체온腋窩體溫(겨드랑이 체온)입니까?

의사는 한참 머뭇거리다가 말했다.

"아닙니다. 체온계로 계측한 것이 아니라 그 청년이 병원에 왔을 때는 이미 호흡과 심박동이 정지되어 있었습니다. 그래도 혹시나 하여 소생술을 약 10분간 실시했지만 아무런 반응이 없었고, 손을 만져보니 선뜩선뜩했습니다. 그래서 차트에 35도라고 기재하여 놓았습니다."

이 같은 말에 저자는 아연실색했다. 체온은 계측하지도 않고 단지 손을 만져보니 선뜩선뜩해서 35도라고 했다니 어이가 없었다. 이런 사실을 전혀 모른 경찰은 엉뚱한 결론을 낸 것이다. 체온이 정상보다 2도 낮으므로 새벽 2시 15분에 발견되었으면 적어도 1~2시간 전에 추락했을 거라는 추정을 하게 된 것이다.

다행히 이 문제가 정치적으로 잘 해결되어 서로가 책임을 추궁하지 않고 해결되었으니망정이지, 체온이 35도라고 기재한 사실이 커다란 물의를 일으킬 뻔한 것을 생각하면 지금도 아찔할 뿐이다.

법의학에서는 사후의 체온을 매우 중요시한다. 사후의 체온은 여러 가지 요인에 따라 그 하강 속도에 차이가 있게 마련인데 그중에서도 영향을 가장 많이 미치는 것이 그 당시의 주위 온도이다.

즉 기온이 낮을수록 체온은 빨리 내려가게 마련이다. 또 옷이 얇을수록 체온은 빨리 내려가며 젊은 사람보다 노인이나 어린이가, 비만한 사람보다는 마른 사람의 체온이 빨리 내려간다.

따라서 사후 경과 시간을 논하는 경우, 시체 직장 체온은 매우 중요한 자료가 된다. 예를 들어 기온이 15도 내외인데 시체 직장 체온이 29도이면 마른 사람의 경우 사후 경과 시간은 37-29=8, 즉 약 8시간이다.

그런데 실제에 있어서 이러한 이론을 적용하는 데는 여러 가지 상태가 영향을 미친다는 점을 고려해야 할 것이다. 우리나라에서 사람이 죽거나 시체가 발견되면 무엇으로든지 일단 덮어놓는 것이 상례이다. 만일 집 안에서 죽었다면 이불이나 담요로 덮게 되며, 길에서 발견되었다면 하다 못해 가마니로라도 덮어놓는다. 그렇게 되면 사후 체온 하강 속도가 늦어진다.

심한 예로 사후 10시간에 5도씩이나 차이가 있었다는 보고가 있다. 따라서 사후 체온으로 사후 경과 시간을 논의해야 할 경우에는 처음 체온을 잰 후 1시간 간격으로 적어도 한 번 이상 다시 재어 시간당 체온이 내려가는 비율을 알고 이를 환산해야 한다. 어떤 경우에는 체온이 사후에 오히려 오르기 때문에 체온만으로 사후 경과 시간을 논할 수는 없다.

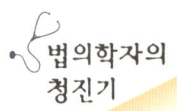

{시체 체온이 올라 일어난 소동}

딸만 넷을 둔 R씨 부부가 다섯 번째로 아들을 보게 되자 그 기쁨은 이루 말할 수가 없었다. 이 아이가 자라 7세가 되던 어느 가을날이었다. 아이가 길가에서 놀다가 자동차에 치여 곧 모 종합병원으로 옮겨져 치료를 받았다. 차 사고로 생겼던 상처는 곧 치료가 되었다. 그러나 파상풍 증상이 나타나기 시작했다. 처음에는 파상풍인 줄 몰랐으나 증상이 뚜렷해지자 치료를 시작했는데, 아이는 그만 죽고 말았다.

슬픔에 잠긴 R씨 부부는 아이의 시체를 인수하여 집으로 돌아왔다. 아이의 할머니는 손자가 사망했다는 소식을 듣고 달려와서 아이를 부둥켜안고 울기 시작했다. 한참 울다가 아이의 몸에 온기가 있는 것을 느낀 할머니는 팔목의 맥을 짚어보았다. 할머니의 손에는 분명히 맥이 짚어졌다. 할머니는 아이를 부둥켜안고 근처 병원으로 달려가서 그런 사실을 호소했다.

이야기를 듣고 난 의사는 아이의 체온을 재보았다. 체온은 분명 38도였다. 그러나 맥박과 호흡은 이미 정지되어 있었다.

의사는 곧 인공호흡 등 소생술을 시도해보았으나 효과가 없었다. 고개를 갸우뚱하던 의사는 그 할머니에게 이야기했다.

"할머니, 손자를 조금만 더 빨리 데려왔더라면 살릴 수도 있었는데 이제는 틀렸습니다. 살아날 가망이 없습니다."

할머니는 아이의 시체를 업고 아이를 치료했던 종합병원으로 갔다. 그러고는 치료를 담당했던 K의사의 멱살을 잡고 죽지도 않은 아이를 죽었다고 치료도 하지 않고 집으로 돌려보내 끝내는 사망하게 했으니 이러한 실수가 세상에 또 어디에 있느냐며 아이의 시체를 진찰실에 내려놓고 살려내라고 소리를 질렀다. K의사가 아이의 시체를 만져보니 몸이 아직 따뜻했다. 그래서 체온계로 측정해보니 틀림없이 38도였다. 당황한 K의사는 저자에게 전화를 걸어왔다.

"선생님! 분명히 5시간 전에 사망했는데 체온이 38도입니다. 이런 일이 있을 수 있습니까?"

저자는 사후에 시체의 체온이 올라가는 경우가 있다는 사실을 K의사에게 이야기해주었다. K의사는 물론 아이의 시체를 두 번째로 진찰한 의사도 이런 사실을 전혀 모르고 있었기 때문에 가족에게 "아이를 조금만 더 빨리 데리고 왔으면 살릴 수도 있었는데……" 등의 아쉬움을 표시한 것이다. 따라서 유족들이 먼저 치료한 의사를 매우 경솔한 사람으로 못마땅하게 여기고 멱살을 잡는 등 일대소동을 벌이게 된 것이다.

사후에는 체온이 내려가게 마련이다. 즉 살아 있을 때는 몸에서 열의 생산과 방출이 균형 있게 이루어지지만 일단 사망하면 열의 방출은 계속되는 데 반해 생산은 이루어지지 않기 때문에 체온은 하강하며 점차 주위의 온도와 비슷해진다. 그런데 이 아이의 경우는 체온이 내려가는 것이 아니라 오히려 오르는 현상을 보였기 때문에 의사로서도 당황하지 않을 수 없었을 것이다.

사후 체온이 상승하는 것은 사인과도 관계가 있다. 즉 사인이 두부 외상, 일사병, 열사병, 패혈증, 스트리크닌strychnine 중독, 열성질환 및 파상풍 등인 경우에는 체온이 하강하는 것이 아니라 오히려 일시적으로 상승했다가 내리게 된다. 그 심한 예로 사후 체온이 42도까지 상승한 보고가 있다.

시반이 말해주는 진실들

사람이 살아 있는 동안 적혈구의 무게가 부담으로 느껴지는 일은 없다. 그것은 심장이 부단히 박동하기 때문에 혈구는 혈류를 따라 전신을 돌게 되어 적혈구 자체의 중량이 인체에 부담이 되지 않기 때문이다. 그러나 사람이 사망하면 심장 박동이 정지되어 혈구는 정지된 그 혈관에 머물고 자체의 무게와 인력의 법칙에 따라 밑으로 가라앉게 된다. 이러한 현상을 법의학에서는 혈액취하血液取下라는 말로 표현한다. 혈액취하가 피부에 나타나면 암적갈색을 띠는데 이러한 피부의 변색을 시반屍斑이라고 한다. 시골 노인네들 사이에서는 '얼룩'이라는 말로 통한다.

시반은 검시 때 소홀히 해서는 안 되는 중요한 검사 항목이다. 그 이유는 시반은 시체의 하반부에만 생기고 상반부에는 절대로 생길 수 없다는 철칙이 있고 또 시체의 하반부라 할지라도 압박을 받는 부위에는 생기지 않기 때문이다. 따라서 출현 상태를 자세히 검사함으로써 시체가 사후에 취한 체위를 알 수 있다. 예를 들어 하늘을 보는 자세로 누워서 사망한 경우 시반은 잔등, 허리, 사지의 후면 등에 출현하게 된다. 이때 시체와 접촉하는 지면에 어떤 물체가 있는 경우, 예를 들어 조약돌이 많은 강가라면 잔등에는 사이사이에 조약돌 무늬의 창백한 부위가 혼재된 시반이 나타난다. 조약돌이 닿아서 압박을 받은 부위에는 혈구가 가라앉아 머물 수가 없기 때문에 보이는 현상이다. 따라서 이러한 현상을 이용해서, 그 시체의 사망 장소가 발견된 그곳인지 그렇지 않으면 다른 곳에서 사망한 후 그 장소로 옮겨진 것인지 밝히는 데 이용된다. 또 때로는 자살인지 타살인지 구별하는 데 도움이 되기도 한다.

법의학자의 청진기

{시체는 인력의 법칙에 따라 얼룩이 진다}

시반으로 살인사건의 단서를 잡고 해결한 예가 있어 소개한다.

어느 작은 항구 도시에서 일어난 일이다. 한 청년이 미모의 다방 마담을 짝사랑해서 일어난 살인사건이다. 군에서 막 제대한 청년은 마담을 보는 순간 한눈에 사랑에 빠지고 말았다. 그런데 마담은 돈 많은 다른 남자와 만나고 있었다. 그래도 포기할 수 없었던 청년은 다방의 영업시간이 끝날 때까지 기다렸다가 근처 바닷가에서 마담을 만나 자신과 결혼해달라고 졸랐다. 하지만 다방 마담은 냉정하게 거절했고, 순간적으로 화를 참지 못한 청년은 여자의 목을 졸라 살해했다. 자기도 모르게 격분한 나머지 저지른 행위에 겁을 먹은 청년은 도망을 쳤다.

그러나 집에 돌아와 곰곰이 생각해보니 그 마담이 자기와 만나는 것을 다방 사람들이 알고 있다는 것이 생각났다. 청년은 시체를 바닷가에 그대로 두어서는 안 되겠다는 생각이 들었다. 그래서 바닷가로 다시 가 시체를 짊어지고 바닷가 뒤 솔밭으로 가서 근처에 있는 전화줄을 끊어 소나무에 목매어 자살한 것처럼 위장했다.

다음날이 되자 경찰이 이 사건을 조사했다.

검시를 맡은 의사는 타살 가능성을 시사했다. 우선 목매 죽은 시체에서는 시반이 시체의 하반부인 상, 하지의 하부 및 하복부에 출현하는 것이 일반적인데 그 마담의 경우는 잔등과 허리에 시반이 출현하고 있었기 때문이다. 이 소견은 사망 후 시체가 일정한 시간 동안 얼굴이 하늘을 보는 자세로 반듯이 누워 있어 생긴 것이다. 그렇다면 시반이 출현한 후에 누군가가 이 시체를 목맨 시체로 위장했다는 사실이 뒷받침된다.

또 목에는 전화줄로 목이 졸린 흔적 이외에 앞 목 부위에 몇 개의 반달 모양의 표피박탈表皮剝脫이 일어났다. 반달 모양의 표피박탈은 손톱에 의한 것으로 손으로 목을 졸라 살해하는 액사縊死 때 보이는 소견이다. 이로써 다방 마담의 목에서는 사인이 될 수 있는 두 개의 소견을 볼 수 있었던 것이다.

따라서 다른 소견들은 제쳐놓고 시반과 목의 상처만으로도 이 사건은 타살이며 목을 졸라 죽인 후에 자살을 위장하기 위해 목매달았다는 것을 쉽게 알 수 있었다.

경찰 수사는 청년에게 집중되었다. 모든 정황으로 보아 그가 범인으로 지목되었다. 그러나 범인이라고 단정할 결정적인 물적 증거가 없었다. 그 점을 상의하기 위해 수사관이 저자를 찾아왔다.

저자는 생각 끝에 청년의 손톱 때를 재료로 혈흔 검사를 해볼 것을 제의했다. 그 이유는 목을 조를 때 가해자의 손톱 밑에 피해자의 표피가 박탈되어 끼게 되기 때문이다. 청년의 손톱을 가져와 혈흔 검사를 한 결과 양성으로 나왔고 혈형 검사를 실시했더니 피해자의 혈형인 B형과 일치했다.

비록 법의 전문가는 아니었지만 시체의 체위와 시반이 일치하지 않은 것에 착안하여, 다시 말해 체위와 다른 '얼룩'이 단서가 되어 범인을 무난히 찾아낼 수 있었다. 즉 사람은 죽으면 '얼룩이 진다'.

시반이 사인을 말해줄 때가 있다

시반은 모든 시체에 같은 양상으로 비교적 규칙적인 변화를 보이기 때문에 이에 대한 지식을 갖고 있으면 사람이 죽은 후에 경과한 시간, 시체가 놓여 있던 체위, 장소, 사망 후 시체의 이동 여부 등을 쉽게 알 수 있다. 뿐만 아니라 때로는 그 사인마저 나타내주기 때문에 검시를 하는 데 있어 매우 중요시되는 소견의 하나로서 의과대학이나 법과대학, 그리고 의사나 법관들의 교육 때는 반드시 다루는 중요한 항목이다. 그래서 저 자도 학생들에게 법의학을 강의할 때 이 대목에 이르면 특히 힘을 주어 강조하곤 했다.

시반은 시간이 흐르면 그 모양이 변화한다. 사망한 지 20분에서 1시간 정도 지나면 몸의 아래쪽 부분에 작은 반점, 즉 점박이 모양으로 나타나기 시작한다. 2~3시간이 지나면 그 반점이 더욱 커져서 확실히 확인할 수 있게 되고, 7~8시간이 지나면 더없이 붉은 자줏빛이 된다. 피부를 눌러보면 눌린 부분의 시반은 퇴색되어 그 빛깔이 없어진다.

또 시체의 위치를 바꿔서 위쪽 부분과 아래쪽 부분을 반대로 해보면 시반은 새로 생긴 밑 부위로 이동한다. 혈액이 중력의 법칙에 의해 이동하기 때문이다. 그런데 9~10시간이 지나면 시반은 이동하기 어렵다. 시간이 흐름에 따라 모세혈관에서 혈액이 스며나와 주위 조직이 붉게 변하는 침윤성 시반이 형성되는데, 이렇게 되면 시반은 고정되어 이동하는 일이 없어진다. 24시간 이상이 경과하면 시체는 부패가 시작되고 시반은 사라져간다.

이렇게 시반은 시간에 따라 그 모양이 변할 뿐만 아니라 빛깔에도 특이성을 나타내 경우에 따라서는 사인을 추측할 수도 있게 한다. 시반은 피부를 통과해서 혈액을 보는 것이기 때문에, 그 빛깔은 혈액의 색에 따라 결정된다. 혈액은 적혈구 속에 있는 헤모글로빈에 의해 붉은색을 띤다.

일반적인 시반의 빛깔은 암적갈색이다. 그러나 때로는 선홍색 또는 핑크색을 나타내는 경우도 있는데, 이러한 것을 우리 주변에서 가장 많이 보는 경우로는 연탄가스(일산화탄소)에 중독되었을 때나 청산염靑酸鹽(흔히 '싸이나'로 통함)에 중독되었을 때, 그리고 동사凍死했을 때 등을 들 수 있다.

이러한 강의를 들은 학생들은 의사가 되면 배운 대로 시반의 빛깔을 보고 그 사인과 범죄성의 개입 여부를 판단하게 되는데, 시반 빛깔로 엄청난 범죄를 알아낸 경우도 있었고, 잘못 판단해 유족에게 큰 실례를 범하여 봉변을 당할 뻔한 경우도 있었다.

어느 날 병원에서 의사로 일하는 제자가 전화를 걸어왔다.

"선생님, 저는 이번처럼 법의학을 공부한 보람을 느껴본 적이 없습니다."

그 제자는 내과 전문의였는데 그날 그 제자로부터 들은 이야기는 저자로 하여금 교육자로서 평생 잊지 못할 긍지를 갖게 해주었다.

그 제자의 환자 중에 간염으로 입원하고 있는 중년 남자가 있었는데, 열심히 치료하여 증상이 호전되고 있었다. 그런데 점심식사를 끝마친 환자가 갑자기 사망하는 불상사가 발생했다. 그는 담당 의사로서 당황하지 않을 수 없었다고 한다. 도저히 그 상황이 납득이 가지 않았다. 병세가 악화되어 사망한 것이 아니라 병세가 호전되는 도중에 갑자기 사망했기 때문이다. 그래서 원인을 검토해보지 않을 수 없었다. 그러나 아무리 검토해도 죽을 만한 원인을 찾을 길이 없었다.

사망 후 환자는 시체실로 옮겨졌다. 다음날 사망진단서를 발부하기 전에 시체의 상황을 다시 한 번 확인했더니, 시반이 출현되어 있었다. 그런데 그 빛깔이 유난히 선홍색을 띠어 이상한 생각이 들었다.

그는 혹시나 하여 가족에게는 이야기하지 않고 심장 부위를 천자穿刺하여 혈액을 뽑았다. 그러고는 이것을 가지고 독물 검사를 해보았다. 생각지도 않았던 청산염 반응이 나타났다.

고민 끝에 그는 경찰에 이 사실을 신고했다. 경찰은 신고를 토대로 은밀히 조사를 벌였다. 그 결과 환자가 사망하기 전날 부인이 근처 화공약품상에서 청산칼륨을 사간 사실을 밝혀냈다.

부인을 취조한 끝에 남편이 마시는 우유에 청산칼륨을 넣어 독살한 사실을 자백받았다. 생명보험금을 타기 위해 벌인 계획적인 범행이었다.

만일 그가 시반에 대한 법의학적 지식을 몰랐더라면, 독살 범행은 영원한 비밀이 되었을 것이다. 이 범행이 밝혀져 신문에 보도됨으로써 혹시 앞으로 일어날지 모르는 청산칼륨을 이용한 독살에 대한 사회적인 경종을 울렸다. 그리고 공꼬은 전적으로 제자인 의사에게 돌아갔다.

이와는 반대로 시반 때문에 곤경에 처하게 된 경우도 있었다.

그로부터 약 15년이 지났을 무렵이었다. H병원에서 강연을 끝마치고 돌아오는데, 의사인 제자 한 명이 "선생님, 드릴 말씀이 있습니다" 하면서 발길을 잡았다.

그의 말을 요약하면 대략 다음과 같다. 자기가 담당하던 심장병 환자가 갑자기 사망했는데, 다음날 검시한 결과 시반이 선홍색을 나타냈다. 그때 그의 머릿속에 학생 때 강의 들은 앞에 말한 제자의 시반 사건이 떠올라 독물 검사를 하기로 결심하고 시체에서 혈액을 뽑기 위해 심장 천자를 하려 했다. 그런데 유족인 부인이 한사코 반대했다. 더욱 수상하게 여긴 그는 반대를 무릅쓰고 강행하여 피를 뽑았다. 화가 난 부인은 이 사실을 검사인 조카에게 알려 그 검사가 찾아왔다.

검사는, 왜 시체에서 피를 뽑았는가? 실험을 하기 위해서 행한 행위가 아닌가? 만일 그 이유를 대지 않으면 시체손괴죄로 고발하겠다고 으름장을 놓았다.

당황한 그는 사실대로 시체의 시반이 선홍색이어서 혹시나 하는 생각에 피를 뽑았으며, 사실 그러한 선례가 있었다며 앞의 예를 들려주었다. 그러자 검사는 빙그레 웃으면서 "그런 내용의 강의는 나도 문 교수님으로부터 들었습니다. 충분히 이해가 갑니다. 그런데 독물 검사는 어떻게 되었습니까?"라고 되물었다.

검사의 말에 그는 안도의 한숨을 쉬며 가슴을 쓸어내렸다. 검사 결과, 청산염이나 일산화탄소 등의 독물은 전혀 나오지 않았다. 난처한 입장에 처한 그는 유족들에게 미안한 마음이 생겼다. 이해해주는 검사를 만난 게 다행이라는 생각이 들었다. 그 일로 언제 저자를 찾아와 이런 일련의 사실을 이야기하고 독살이 아닌데도 시반이 선홍색일 수 있는지 알아보려 했다는 말을 했다.

두 의사 제자의 이야기는 15년이라는 세월을 두고 벌어진 일이다. 15년 전에는 시체를 안치하는 냉동장치가 없었다. 그러나 15년이 지난 지금은 모든 종합병원의 시체실에 냉동장치가 설치되어 시체는 발인할 때까지 냉동 안치된다.

사인이 무엇이든 간에 시체를 냉동 안치하는 경우에 시반은 선홍색으로 변한다. 그 이유는 저온으로 인해 산화헤모글로빈 환원이 늦어져서 산화헤모글로빈이 많이 든 혈구에 의해 형성되는 시반은 선홍색, 즉 핑크빛을 보이게 된다.

그 일 이후로 강의할 때면 저자는 시반의 빛깔로 범죄를 밝혀낸 의사의 이야기와 반대로 유가족에게 실례를 범한 의사의 이야기를 빼놓지 않고 한다.

사후경직과 즉시성 시강

영화나 연극을 보면 사랑하던 여자가 죽자 주인공 남자가 그녀를 안고 정처 없이 걸어가는 장면이 가끔 나온다. 저자는 그러한 장면이 나올 때마다 직업의식 때문인지 그 사연의 줄거리와 배우의 연기를 각별히 신경써서 보게 된다.

사람이 죽으면 전신의 근육이 이완된다. 그래서 죽은 직후 또는 죽은 지 얼마 되지 않은 시체를 팔에 얹었을 때는 죽은 사람의 팔과 다리는 이완되어 힘없이 흐느적거린다.

그러나 죽은 지 오래되면 몸이 굳어지는 경직硬直 현상이 일어난다. 특히 죽어서 반나절쯤 지나면 경직 현상이 전신에 나타나서 온몸이 마치 나무토막처럼 딱딱하게 굳어진다. 따라서 이때쯤 시체를 팔에 얹으면 한 일一 자로 빳빳하게 굳어져 나무토막을 팔에 얹은 것 같다.

그러나 영화나 연극에서는 죽은 후의 시간과 관계없이 늘 팔다리가 힘없이 흐느적거리는 연기를 하는데, 이것은 실감나는 연기라고 할 수 없다.

사후에 몸이 굳어지는 경직 현상을 전문 용어로는 시강屍剛이라고 한다. 시강이 왜 일어나는가에 대해서는 학설과 의견이 구구하다. 그러나 대체로 많은 학자들은 사람이 죽은 후에 근육 내에 있던 ATP 물질이 감소하기 때문에 일어나는 현상이라고 의견을 모은다.

시강이 일어나는 순서는 더욱 우리의 흥미를 끈다. 어떤 사람은 죽은 후 턱부터 굳어지기 시작해서 목, 어깨, 팔꿈치, 팔, 손, 허리, 다리, 그리고 발의 순서로, 즉 위에서 아래로 내려오면서 굳어지는 사람이 있는가 하면, 이와는 대조적으로 발에서부터 굳어지기 시작해서 다리, 허리, 어깨, 목, 그리고 턱의 순으로 위를 향해 진행되는 경우가 있는데, 전자를 하행성下行性 시강, 후자를 상행성上行性 시강이라고 한다.

상행성 시강과 하행성 시강이 왜 사람에 따라 다르게 일어나는지는 아직 알 수 없다. 옛사람들은 살아서 좋은 일을 많이 하면 하행성 시강이 일어나고, 나쁜 일을 많이 하면 상행성 시강이 일어난다고 생각하기도 했다. 그러나 이는 전혀 근거가 없는 것이며, 그 원인과 기전은 아직 밝혀지지 않았다.

그러나 한 가지 공통되는 것은 한국 사람의 경우는 거의 대부분이 죽은 후에 하행성 시강이 일어난다는 사실이다. 그리고 또 하나 신기한 현상은 일정한 시간이 지나면 시강이 처음 일어났던 순서대로 다시 풀려 없어진다.

사후 12시간 정도가 지나면 전신에 강하게 일어났던 시강이 여름에는 24시간에서 48시간, 겨울에는 3일에서 1주일이 지나면 처음 시강이 생겼던 순서대로 해소되기 시작하여 소실된다.

그래서 많은 사람이 집단으로 자살하거나 살해되었을 때, 이 시강 현상을 이용하면 누가 먼저 죽고, 다음은 누구이고, 맨 나중에 죽은 사람이 누구라는 것을 구별해내는 데 많은 도움이 된다. 집단 살인 및 자살의 경우에는 맨 나중에 사망한 사람을 가려내어 누가 범인인지 입증하게 된다.

사후 몸이 굳어지는 시강 현상에 있어 법의 분야에서 더욱 귀중한 증거로 이용되는 것은 시경屍痙 또는 즉시성 시강卽時性屍剛이라고 불리는 현상이다.

사람이 죽을 때 정신적으로 극도로 긴장한 상태에서 어떤 근육에 힘을 강하게 주고 죽으면 그 근육에는 사후 시간과 관계없이 죽은 직후에 시강이 곧 나타나는데 이런 현상을 즉시성 시강이라고 한다. 그렇기 때문에 즉시성 시강 또는 시체에 나타난 경련이라는 뜻에서 '시경'이라는 말로 표현한 것이다.

부패 가스로 생겨나는 인간 풍선

인류가 최초로 시체를 매장한 것은 지금으로부터 10만 년쯤 전이다. 그로부터 약 7만 년이 지나 호모사피엔스(현생 인류)의 시대가 되자, 매장뿐만 아니라 장례의식도 치르게 되었다. 사람은 왜 시체를 매장하게 되었을까? 그것은 부패해가는 시체에 대한 공포가 아니었을까싶다. 예를 들어 목매 자살한 시체를 발견해서 시체를 내리려고 목에 걸린 밧줄을

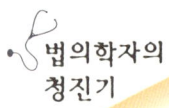
법의학자의
청진기

{물에 빠진 사람은 검부러기라도 잡는다}

즉시성 시강을 힌트로 범행을 자백받은 사건이 있다.

사랑하는 남녀가 산에 놀러갔다가 말다툼을 했는데, 여자가 산 언덕에서 강물로 뛰어들어 자살했다. 남자는 곧 강물로 뛰어들어 구출하려 했으나 실패하고 시체를 찾지 못했다며 경찰에 사건을 신고했다.

수사에 나선 경찰은 물에 뛰어든 장소에서 1킬로미터 떨어진 곳에서 여자의 시체를 인양했고, 사인을 조사하기 위해 부검을 실시했다. 외부 소견에서 시체에는 특이하게도 전신의 모든 관절에 시강이 강하게 나타나 있었고, 오른손에 뿌리가 달린 풀줄기와 풀잎을 한 줌 움켜쥐고 있었다.

신체 내부를 검사하자 물이 기도와 폐로 들어가 익사한 것으로 나타났으며, 당시 임신 중이라는 사실이 밝혀졌다. 문제는 오른손에 쥐고 있는 뿌리가 달린 풀줄기와 풀잎에 대한 해석이었다. 만일 남자가 말한 대로 여자가 투신자살을 했다면 손에는 아무 것도 쥔 것이 없어야 했다. 실족해서 물에 빠지거나 타인이 밀어서 물에 빠지는 경우에는 무엇이든지 붙잡으려는 본능적인 동작을 취하게 된다. 우리 속담에 '물에 빠진 사람은 검부러기라도 잡으려 한다' 라는 말이 그대로 적용되는 것이다.

따라서 타의에 의해서 물에 빠질 때는 무엇이든지 잡으려 하고, 무엇이든지 잡히는 것이 있으면 있는 힘을 다하여 움켜쥐려고 한다. 이런 상태에서 물에 빠져 익사하면 그 무엇인가를 잡았던 손에는 즉시성 시강이 일어나 쥐었던 것이 좀처럼 물에 씻겨나가지 않고 시체가 인양된 뒤에도 그대로 쥐고 있게 된다.

죽은 여자의 경우도 이러한 과정으로 즉시성 시강이 일어났고, 그렇기 때문에 뿌리가 달린 풀줄기와 풀잎을 한 움큼 쥐고 있는 것으로 해석되었다. 이러한 사실을 통보받은 수사관은 여자가 사귀던 청년을 심문했고, 끈질긴 취조 끝에 범행 일체를 자백받았다.

둘은 사랑하는 사이였는데, 남자가 변심을 하자 여자는 임신 사실을 알리며 끈질기게 따라다녔다. 남자는 아이를 유산시키라고 했고, 여자는 아이를 낳겠다고 고집을 부렸다. 남자는 고민 끝에 여자를 산으로 유인해 강물로 밀어뜨려 익사시키고는 자기도 물에 뛰어드는 연극을 꾸몄다. 여자는 빠져 죽지 않으려고 풀줄기를 잡고 허우적거렸고 곧바로 즉시성 시강이 일어나 남자의 범행이 드러난 것이다.

'물에 빠진 사람은 검부러기라도 잡으려 한다'는 말이 실감나는 사례라고 할 것이다. 이것은 곧 즉시성 시강과 연결되기 때문에 이 방면의 실무자들에게는 금과옥조와도 같은 말이다.

풀던 경찰관이 놀란 나머지 뒤로 자빠졌다고 한다. 시체가 '히악' 하는 소리를 질렀기 때문이다. 그는 아직 시체가 살아 있는 게 아닌가 싶어 맥을 짚어봤지만 꿈쩍도 하지 않았고, 무엇보다도 몸에서는 부패가 진행되고 있었다고 한다.

혹시 심령 현상이 아닐까 해서 경찰관은 법의학 교수에게 물었다. 이 야기를 들은 법의학 교수는 경찰관에게 부패가 진행되어 체내에 가스가 차서 압력이 높아진 시점에 목에 걸린 밧줄을 풀었기 때문에 폐 속의 공기가 빠져나왔고, 그 공기가 성대를 통과하면서 소리를 낸 것이라고 설명해주었다.

시체 조직이 부패했을 때 생기는 산물의 대부분은 가스체인데, 그것이 체내에 쌓이면 몸은 팽창한다.

흉강 내의 심장이나 복강 내의 장기나 근육조직 속에는 가스 발생으로 거품이 생긴다. 피하조직은 원래 헐렁하게 생겨서 거기에 가스가 차면 피부가 늘어나 풍선처럼 팽창하는데 이런 현상을 법의학에서는 거인양외관巨人樣外觀이라 한다.

이런 이야기를 하면 얼굴을 찡그리는 사람도 있겠지만, 애초에 우리는 이렇게 죽어가는 게 보통이었을지도 모른다. 죽어서 들판에 버려져 부패가 진행되어 풍선처럼 부풀어오르다가 결국 피부가 찢어져 강렬한 시체 썩는 냄새를 발산한다. 그 냄새를 맡고 찾아온 짐승이 시체를 파헤쳐 먹고 뼈만 남긴다. 야생시대에서 우리 인간의 죽음은 이와 같은 방식으로 처리되었을 것이다.

까마귀가 몇 마리 지붕에 앉아서 불길하게 까악까악거리면, 그 집에서는 죽은 사람이 나온다는 옛말이 있다. 까마귀는 시체 썩는 냄새를 민감하게 맡고 모여든다고도 한다.

빈사 상태에 있는 사람이 까마귀도 알 수 있을 정도의 냄새를 풍기는지는 모르겠으나 시체에서 특유의 냄새가 나는 것은 확실하다. 시체에서 나는 특유의 냄새를 이용해서 살인 사건을 해결한 예도 있었다. 범행 장소로 지목했던 집 근처의 땅속에 파이프를 꽂아 그 냄새를 맡는 것이다. 조사관들은 1미터마다 파이프를 꽂아 냄새를 맡아서 결국 시체를 발견했다고 한다. 틀림없이 시체를 찾아낸 파이프에서는 굉장한 악취가 감돌았을 것이다.

법의 전문가들은 시체 냄새에 익숙하기 때문에 놀랄 일이 없겠지만, 부검에 처음 입회하는 경찰관이나 사법 연수생 중에는 손수건으로 얼굴을 가리고 그대로 구토하는 사람도 있다. 그만큼 부패하는 냄새는 강렬하고 지독하다.

시체 썩는 냄새는 여러 가지 물질이 혼합되어 만들어진다. 조직과 세포가 생명활동을 멈추면 인간의 몸을 구성하고 있는 단백질 같은 유기물은 효소와 미생물에 의해 서서히 분해되어간다. 부패가 시작되면 먼저 단백질이 아미노산이 되고, 이산화탄소를 잃어 아민이 된다. 이 아민이라는 화학물질을 시독屍毒(시체가 박테리아의 작용으로 분해될 때 생기는 독소)이라고 한다. 그밖에 부패에 의한 산물로는 대변 냄새가 나는 인돌과 스카톨, 달걀 썩은 냄새가 나는 메르캅탄과 유화수소 등이 생성된다. 또 지방이나 탄수화물이 변화한 물질에도 특유의 냄새를 풍기는 것이 있다. 이 물질들이 가스체로서 발산되기 때문에 시체에서는 특유의 썩은 냄새가 진동하게 되는 것이다.

법의학과 기이한 알주머니

우리 몸에서 신축성이 가장 좋은 피부는 불알주머니, 즉 음낭陰囊이다. 그런데 음낭이라고 호칭하면 별로 이상한 느낌이 없으나, 불알주머니 하면 무엇인가 천하고 야한 느낌을 준다. 마찬가지로 '고환睾丸' 하면 별 저항감 없이 들리나, '불알' 하면 고환의 순수한 우리말인데도 불구하고 천박한 느낌이 든다. 그러기에 여기서는 불알을 그냥 알로, 불알주머니를 알주머니로 쓰기로 한다.

왜 알과 알주머니의 이야기를 꺼내는가 하면 법의 분야의 일을 하다 보면 알과 알주머니에 관한 몇 가지를 모르면 잘못 판단하여 과오를 범하기 쉽고, 반대로 알면 매우 유용하기 때문이다.

앞서 기술한 바와 같이 알주머니는 우리 몸에서 가장 신축성이 좋아 언제나 느긋함을 보이는 곳이다. 이를 사람에 비유하면 영리함과 미련함을 동시에 지닌 아주 괴상한 능력을 지닌 사람이라고 표현할 수 있을까?

기온이 낮거나 긴장감 또는 공포감을 느끼면 알주머니는 마치 아코디언(손풍금)을 접었을 때 잡히는 주름과 같은 모양의 잔주름을 무수히 만들면서 오므라들고 빛깔도 금방 거무스레하게 변한다.

그러나 기온이 높거나 뜨거운 목욕탕에 들어가면 주름은 삽시간에 펴지고 늘어져 마치 종잇장처럼 편편해지며 그 모양은 순식간에 천변만태하여 현명함과 미련함, 그리고 늠름함을 보이는 괴물로 탈바꿈한다.

이렇게 변하는 데는 어떤 목적이 있는 것이 분명하다. 조물주가 사람을 만들 때 중요한 장기는 모조리 든든한 뼈나 주머니로 둘러싸게 했다. 즉 생명을 다스리는 데 제일 중요한 장기인 뇌는 두개골로, 폐는 흉막과 늑골로, 그리고 심장은 심낭으로 둘러싸서 그 한복판 가운데다 넣어 안전성을 높였다.

사람의 생식기에서 가장 중요한 씨돌(정자)을 생산하는 공장인 알(불알)도 중요하기 때문에 몸속 깊숙한 곳에 간직하도록 해야겠는데, 그러자면 체온 때문에 씨돌 생산에 지장이 생기니 몸 밖으로 내보내 항상 서늘함을 유지해야겠다고 생각했지만, 그대로 보낼 수가 없어 천변만태의 변화 능력을 지닌 주머니로 하여금 알을 보호하도록 설계한 것이 바로 알주머니가 아닌가 하는 생각이 든다.

그렇기 때문에 우리 몸에서 가장 여유가 많은 곳이 바로 이 주머니 안이다. 자기의 기량을 펴면 오므라들었을 때의 약 10배 정도 늘어날 수 있는 능력을 지녔고, 그 속에는 알 두 개와 전깃줄과 같은 두 오라기의 정색 精素만을 수용하고 있을 뿐 나머지는 여유가 많은 빈 공간이다. 그래서 윗동네(복부 등)에서 어떤 일로 출혈이 야기되면 흘러 고이는 곳이 이 주머니 속이다.

예를 들어 아이들이 운동을 하다가 잘못하여 발길로 배를 차이는 경우, 복벽에 야기된 출혈은 그 자리에 고이지 못하고 아래로 흘러내려 다음날에는 알주머니가 커지고 암자갈색으로 변하게 된다. 이런 아이를 목욕시키던 어머니는 깜짝 놀라 아이를 업고 병원으로 달려가는 소동을 벌인다. 그러나 아이는 왜 그렇게 되었는지 전혀 기억을 못하고 아무렇지도 않은 표정을 짓는다. 이러한 경우를 접해보지 않은 의사는 주머니 내부에서 출혈이 일어난 것으로 착각하여 지혈을 하려고 노력하다가 오히려 이상한 방향으로 문제가 번지는 경우도 있다.

그런가 하면 죽은 다음에 피부에서 수분 증발이 가장 빠른 곳이 또 이 알주머니 피부이다. 그래서 알주머니는 죽은 후 시간이 경과함에 따라 가죽같이 되고, 빛깔도 암적갈색으로 변하여 마치 생존 시에 표피가 박탈된 피부에 딱지痂皮가 앉은 것같이 피부 표면이 뻣뻣이 변해버린다.

이러한 사후 변화에 대한 지식이 없거나 경험이 없는 의사가 검시하다 펄쩍 뛰며 "이 사람은 생존 시에 음부를 타박당한 일이 있다"고 소견을 내놓아 주위 사람을 당황하게 한다.

이런 현상은 겨울보다 여름에 더욱 빨리 진행된다.

알주머니 속에 있는 알의 좌우 높이가 같은 사람은 거의 없다. 어느 쪽이건 한쪽이 높고 다른 쪽이 낮다. 우리나라 사람의 경우 대부분 왼쪽이 낮다. 또 정확한 통계는 아니나 오른손잡이는 왼쪽 알이 낮고, 왼손잡이는 오른쪽 알이 낮은 경향을 보인다.

그 이유는, 알은 거고근擧睾筋이라는 작은 근육이 반사적으로 수축하는 반응을 보이기 때문이다. 즉 차가운 것이 닿았거나 정신적 긴장 또는 공포 등과 같은 외부 자극이 오면 반사적으로 수축하며, 허벅지를 비비면 알이 위로 올라가는 거고반사擧睾反射가 일어난다. 그런데 오른손잡이는 왼쪽 대뇌의 작용이 발달돼 있어서 무의식적으로나마 더 많은 신호가 몸의 오른쪽 반대쪽에 보내지기 때문에 일어나는 현상이라는 설명도 있다. 하지만 정확한 사실 여부를 속단할 수는 없다.

어찌 되었건 간에 오른손잡이는 왼쪽 알이 낮고, 왼손잡이는 오른쪽 알이 낮은 경우를 많이 보이는 것은 사실이다.

시골에서 청년이 뒷산에 올라 식칼로 목을 따고 자살한 사건이 생겨 검시를 했는데, 칼자국이 오른쪽 경부에 집중된 것을 보고 이 청년은 분명 왼손잡이일 것이라는 생각이 들어 입회했던 가족에게 물었더니 "그 사람은 살아서 왼손잡이였지요"라고 대답했다. 그래서 좌우 알의 높이를 비교해보았더니 분명히 오른쪽 것이 내려와 있었다.

또 미국에 있을 때 손목에 있는 요골동맥撓骨動脈을 베고 자살한 청년의 시체를 부검한 일이 있었는데 역시 이런 현상을 볼 수 있었다. 목욕탕에 들어가 오른쪽 손목을 베고 죽었는데 왼쪽 손목에는 아무런 상처가 없었다. 이 청년은 분명 왼손잡이임이 틀림없을 것으로 생각하고 좌우 알의 높이를 비교해보았더니 역시 오른쪽 것이 낮았다.

이러한 현상이 매번 반드시 일치하는 것은 아니다. 어떤 때는 가족이 왼손잡이였다고 주장하는데 왼쪽 알이 낮은 경우도 있었다. 그러나 약 80~90퍼센트는 일치하는 것 같다.

미국 사람의 경우는 우리나라 사람보다 왼손잡이가 많다. 그 이유는 잘 모른다. 다만 어렸을 때 왼손잡이였던 사람도 성장함에 따라 또 훈련에 따라 오른손잡이가 되며 양손을 다 쓰게 되기도 한다.

혹시 그 이유를 아는 의사가 있는가 해서 여러 동료 의사에게 물었더니 어떤 짓궂은 의사는 입을 내 귀에 대고 "왼손잡이는 낮에 만들어진 사람인데 미국 사람들은 우리나라 사람들보다 낮에 생산된 사람이 많기 때문이야!"라고 속삭였다. 그 말을 듣고 한참 동안 하늘을 쳐다보며 소리 내어 웃었다.

시체도 수염이 자란다는 이야기가 있다. 실제로 관에 넣은 시체의 수염을 출관 전에 깎아줬다는 이야기를 자주 듣기 때문에 지어낸 이야기만은 아닌 것 같다. 정말로 시체의 수염이 자랄까? 결론부터 말하면 시체의 수염이 자라는 일은 없다. 단, 자라지는 않지만 자란 것처럼 보이는 일은 있다. 그 이유는 시체에서 수분이 점점 없어져가기 때문이다. 사람 몸은 70퍼센트가 수분으로 이루어져 있다. 수분이 있기 때문에 세포는 일정한 형태를 유지하고, 제대로 이어져 있다. 그러다가 사후에 피부 표면의 수분이 증발하면 피부가 수축한다. 그러면 수염이 돌출하여 마치 수염이 자란 것처럼 보이게 되는 것이다.

이렇듯 시체에는 그야말로 기이한 현상이 자주 일어나는데 이러한 현상들이 두 법의학에서 이용된다.

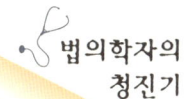

{죽어서도 아이는 낳는다?}

관내 분만棺內分娩이라는 말이 있는데, 이것은 사망한 임산부를 관에 넣어 매장하면 관 안에서도 어린아이를 낳는다는 의미이다. 예부터 어린아이는 사후에라도 반드시 분만되는 것으로 알려져왔으며, 사람들은 그 사실을 믿었던 것 같다.

L 부인은 사망 당시 32세였으며, 호남의 명문가 출신으로 미모와 재주를 겸비한 두 아이의 어머니였다. 남편인 L씨는 부인보다 두 살 아래인 서울 명문가의 세 아들 중 막내로 장차 기업을 물려받을 예비 사장이었다.

두 사람은 대학 다닐 때 친구의 소개로 만나 열렬히 사랑했으며 급기야 L 부인이 임신을 하게 되었다. 그때가 대학 졸업이 가까운 시기라 두 사람은 졸업 후 결혼하기로 굳게 약속했다. L은 이 사실을 부모에게 알렸고, 그녀도 자기 부모에게 사실대로 털어놓았다. 남자측 집에서는 완강히 반대했다. 특히 L의 어머니는 여자가 연상이라는 점을 들어 두 사람의 결혼을 허락하지 않았다.

두 남녀는 하는 수 없이 집을 얻어 살림을 차렸다. 곧 아들도 태어났다. L씨는 이 기쁜 소식을 부모에게 알렸으나 어머니의 반대로 집에서는 아무도 찾아와주는 사람이 없었다. 시간이 흐르고 아이는 점점 자랐다. 할아버지는 손자가 궁금했다. 그래서 어느 날 며느리 몰래 L 부부가 살고 있는 집을 방문했다. 손자의 재롱과 L 부인의 상냥한 대접에 할아버지는 그만 마음이 풀렸다. 집으로 돌아온 할아버지는 L 부인과 손자를 집으로 데려올 것을 강력히 주장했고, 마침내 L씨 가족은 본가로 들어오게 되었다.

겉으로는 안락하고 평화롭게 보였지만 고부간에는 눈에 보이지 않는 갈등이 계속

되었다. L 부인은 하루도 마음 편할 날이 없었다. 그러는 사이에 둘째 아들을 낳고 셋째 아이를 임신하게 되었다.

그런데 자세한 내막은 모르지만, 잘 알 수 없는 이유로 L 부인이 음독자살을 했다. 그 소식을 전해들은 L 부인의 가족과 친척들이 집으로 몰려왔다. 그전부터 시어머니가 며느리를 냉대한다는 이야기를 들었던데다 갑작스럽게 음독자살했다고 하니, 가족들은 당연히 시어머니에게 모든 책임이 있다고 주장했다. 한 친척이 L 부인이 과연 자살했는지 그렇지 않으면 누군가가 독살했는지 알 수 없으니 부검을 하여 사인을 밝히자고 했다. 모두의 의견이 그쪽으로 모아졌다.

L 부인의 시체는 이미 입관入棺되어 있었다. 그러나 당국의 지시가 떨어진 것이므로 부검을 실시할 수밖에 없었다. 관을 부검실로 옮기고 시체를 꺼내기 위해 관의 뚜껑을 열었다. 그때였다. 작업을 하던 인부 두 명이 "으악!" 하고 소리를 지르더니 얼어붙은 듯 그 자리에서 움직이지 않았다. 얼굴은 창백했고 구슬 같은 땀방울이 쉴 새 없이 흘러내렸다. 부검을 위해 옷을 갈아입고 고무장갑을 끼던 저자는 그 소동을 목격하고는 그쪽으로 다가갔다.

관 속의 L 부인은 완전히 부패해 있었다. 전신은 부패 가스로 인해 거인처럼 부풀어올랐으며 눈은 부릅뜨고 혓바닥은 돌출되어 험상궂은 얼굴을 하고 있었다. 사람들을 더욱 놀라게 한 것은 엄마의 뱃속에 있어야 할 태아가 관에 만출되어 있었다는 사실이다. 이것이 바로 관내 분만이라는 것이다.

사람이 죽으면 장 내용물의 배설, 즉 대변 활동이 중지되므로 장내 세균은 번식만 하고 배출은 없는 셈이 된다. 따라서 번식된 장내 세균은 가스를 형성하고 마침내는 혈관 내로 침입한다. 일단 세균이 혈관 내로 들어가면 그 속에 있던 혈액은 세균에게 좋은 영양소가 되므로 번식은 더욱 빨라지고 전신에 퍼지게 된다. 그러면 세균은 전신의 각 장기 조직에서 계속 번식하여 기종상氣腫狀을 보이면서 마침내 시체 내는 부패 가스로 가득 차게 된다. 그로 인해 눈알이 튀어나오고 혀는 밖으로 돌출되며 배가 부풀어서 인간 풍선이 만들어지는 것이다. 이때 생긴 부패 가스의 압력으로 L 부인의 경우는 태아가 자궁 밖으로 만출된 것이다.

이 같은 현상은 기온이 높은 여름에 주로 일어나며, 기온이 낮은 겨울에는 매우 드문 현상이다. 또 초산부보다는 경산부에게서 주로 나타난다. 따라서 항간에서 믿고 있는 것같이, '어린아이는 사후에라도 반드시 분만된다'는 것은 필연적인 게 아니라 앞서 말한 조건이 맞으면 일어나는 현상이다.

임산부가 사망하는 경우, 대부분의 유족들은 모체에서 아기를 꺼내줄 것을 요구한다. 이것은 앞서 기술한 바와 같이 사후에나마 산모가 겪어야 하는 분만의 고통을 덜어주어야겠다는 생각에서다. 그런데 이러한 요구가 있을 때 의사로서 반드시 고려해야 할 사항이 있다. 그 임산부가 질병으로 사망했는지 아니면 외인外因에 의해서 사망했는지 가리는 문제이다.

질병으로 인한 병사일 때는 유가족의 요구가 있을 때 태아를 모체에서 적출 분리해도 무방하지만, 사망 원인이 외인과 관계되거나 사인이 불명한 이른바 법률에서 말하는 변사變死일 경우는 가족의 요청이 있어도 태아를 적출 분리해서는 안 되며 반드시 법적인 수속 절차를 밟아야 한다. 만일 그러한 절차 없이 태아를 적출 분리할 경우에는 시체손괴屍體損壞라는 책임을 추궁당하게 된다.

관내 분만 이야기를 하면 어떤 사람은 좀처럼 믿으려 하지 않는다. '아무리 부패 가스가 가득 차 있다고 해도 태아가 그 압력으로 만출될 수 있을까?' 라고 의심하는 것이다. 그러나 실제로 시체 부패 가스의 압력은 대단해서 관내 분만은 조건만 맞으면 충분히 이루어질 수 있다.

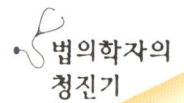

{완전 범죄는 가능한가?}

완전 범죄가 가능한지의 여부를 둘러싸고 많은 논의가 있다. 저자는 완전 범죄는 있을 수 없다는 주장을 지지하는 쪽이다. 그 이유에 대해서는 다음의 이야기가 하나의 예가 될 것이다.

젊은 전쟁 미망인이 있었다. 이 여성이 대학 재학 시절에 6·25전쟁이 일어났는데, 피난생활 중에 군인인 남편과 알게 되어 결혼했다. 약 3개월의 결혼생활 끝에 남편이 일선으로 배치되어 떨어져 있게 되었다. 그녀는 이따금씩 남편을 면회 가는 것을 유일한 낙으로 여기며 지냈다. 그러던 어느 날 청천벽력 같은 비보가 날아들었다. 남편이 전사했다는 소식이었다.

전쟁 미망인이 된 그녀는 하는 수 없이 직장을 구하지 않을 수 없었다. 용모가 단정하고 남에게 좋은 인상을 주었던 덕분인지 취직은 쉽게 이루어져 모 식료품회사를 경영하는 사장의 비서가 되었다. 그녀는 마음의 상처를 씻으려고 열심히 일하고 사장을 정성껏 모셨다. 사장도 그녀의 딱한 처지를 알고 위로와 격려를 아끼지 않았다.

그러던 어느 날 그녀에게 뜻하지 않은 불행이 또 닥쳐왔다. 자동차 사고로 병원에 입원하게 된 것이다. 부상은 의외로 커서 좌대퇴골 골절과 안면부 좌상挫傷으로 위아래 앞니가 부러져나갔다. 게다가 자동차 운전자가 도망을 치는 바람에 치료비까지 떠안아야 했다. 딱한 사정을 알게 된 사장은 치료비를 모두 자기가 부담하겠다고 나섰고, 병원을 자주 방문하여 그녀를 위로했다.

장기간의 입원 끝에 그녀는 마침내 퇴원을 했다. 대퇴골은 개방성정복수술開放性整

復手術로 치유되었고 이는 와전의치로 보충되었다. 사장에게 많은 은혜를 입은 그녀는 퇴원 후 더욱 열심히 일했다. 회사도 더욱 번창했다.

어느덧 미모의 젊은 여비서와 사장 사이에는 사랑이 싹트게 되었고 맺어서는 안 될 관계마저 갖게 되었다. 그녀의 몸이 점점 무거워지기 시작했다. 사장은 낙태할 것을 요구했으나 그녀는 좀처럼 응하려 하지 않았다. 두 사람 사이에 언쟁이 오가기 시작했다. 그녀가 여성으로서의 권리를 주장하고 나서자, 사장은 깊은 고민 끝에 그녀를 살해하기로 결심했다.

어느 날 그녀를 교외로 유인한 사장은 아비산亞砒酸이 든 주스를 마시게 하여 독살하고 시체에 무거운 돌을 달아 강물 깊은 곳에 던져버렸다.

그녀가 행방불명된 지 2년이 흘렀다. 사장은 지금쯤이면 그녀가 물고기 밥이 되었을 거라고 생각하고 완전 범죄라고 굳게 믿었다. 그러나 그것은 그의 자만이었다. 한 낚시꾼이 강물에 떠오른 그녀의 시체를 발견하고 경찰에 신고한 것이다.

일반적으로 시체가 물속에서 약 2년이 경과하면 완전히 부패하여 없어질 것으로 생각하겠지만 실제로는 그렇지 않다. 시체가 습기가 많고 무기질이 많은 곳에 방치되는 경우에는 시체 내의 지방이 분해되어 지방산과 글리세린으로 된다. 여기에 주변에 있는 칼슘, 마그네슘 등의 무기질이 침착되어 비누가 형성되면 시체는 부패가 정지되어 원형 그대로 보존된다. 이것을 시랍屍蠟, saponification 또는 adipocere이라고 한다.

이 여성의 경우에도 이러한 시랍이 형성된 것이다. 시랍이 형성되는 동안 시체와 무거운 돌을 묶었던 끈은 삭아서 끊어지게 되었고 끈이 끊어지자 시랍, 즉 비누가 형성된 시체는 물 위에 떠오른 것이다.

저자는 경찰의 요청으로 부검을 하게 되었다. 시체 표면은 완전히 시랍이 형성되어 원형이 그대로 유지되어 있었다. 사인이 될 만한 변화를 찾을 수가 없었다. 수사관들은 사인보다는 시체의 당사자가 누구인지를 밝히는 개인 식별에 더 신경을 썼다. 그래서 저자는 개인 식별에 도움이 될 만한 내용, 즉 시체의 좌측 대퇴부에 긴 흉터가 있고 대퇴골에 금속판이 부착되어 있는 것으로 보아 생존 시 대퇴골에 골절을 입은 사실과 위아래 앞니가 금관으로 덮여 있는 사실을 소견서에 적어주고는 교통사고를 많이 다루는 병원과 치과의원에 회람시키라고 일러주었다.

그러던 어느 날, 한 병원의 정형외과와 치과에서 그 같은 치료를 한 사실이 있다는 것을 알아냈고, 그 주인공이 그녀라는 사실을 밝혀냈다. 수사관들은 병원 기록에 나와 있는 그녀의 주소지로 찾아갔다. 그리고 집주인으로부터 그녀가 모 회사의 사장 비서였는데 2년 전 행방불명되어 가출인 신고를 했다는 사실을 들었다.

수사관들은 그녀가 비서로 일했던 회사의 사장을 찾아가 그녀에 대해 자세한 것을 캐물으려 했다. 그런데 사장이 겁에 질려 있는 것을 보고 의아스럽게 생각했다. 수사관들은 그녀가 사장과 함께 교외로 나간 이후 행방이 묘연해졌다는 사실을 중요시하고 사장을 연행했다. 본격적인 심문을 시작한 수사관들은 마침내 사장으로부터 그녀를 독살한 후 돌을 매달아 강물에 던졌다는 자백을 받아냈다.

자백 후에 사장은 고개를 떨구고 이렇게 말했다.

"그 일이 있은 지 2년이나 지났기 때문에 완전히 물고기 밥이 된 줄 알고 안심했습니다. 아마도 억울하게 죽어 한이 맺혀서 시체가 썩지 않았나봅니다. 내가 죽일 놈이지요. 언제나 마음 한구석에는 어두운 그림자가 따라다녔습니다……. 이제 모든 것을 털어놓을 수 있어서 시원합니다. 담배나 한 대 주십시오……."

이렇듯 완전 범죄란 실제로 불가능한 것이다.

임사현상 – 죽음의 이미지 체험

임사현상이란 무엇인가

　살아 있는 사람이라면 누구나를 막론하고 죽음을 피할 수 없다. 그러나 죽음이란 누구도 원치 않는 것이어서 그런지 사람들은 선뜻 죽음을 생각하거나 이야기하고 싶어하지 않는다. 그것은 사람들이 생에 대해 강한 집착을 가지고 있고 죽음에 대해서는 별로 아는 것이 없기에 갖는 강한 거부감 때문일 것이다. 특히 사후세계에 대해서는 확실하게 아는 사람이 별로 없고, 종교와 철학만이 그 영역을 독점하여 설명해오고 있으며, 과학은 근래에 와서야 관심을 보이기 시작했다.

　즉 의사를 비롯해 과학자들이 죽음의 문턱까지 갔다가 가까스로 살아 돌아온 이들이 털어놓는 '죽음의 이미지 체험' 이야기를 모아 분석하기 시작했으며 이에 대해 '임사체험 臨死體驗, near death experience' 이라는 용어를 사용하게 되었고, 이렇게 특이한 현상을 경험한 사람들이 세상에는 의외로 많다는 사실도 알게 되었다.

임사현상 체험자들이 죽음의 문턱에서 경험한 이미지를 종합한 것을 보면 몇 가지 공통점이 있다. 즉 자신의 몸에서 혼魂이 이탈하는 경험에 대한 보고이다. 이에 대해 '체외이탈體外離脫, out of body experience' 이라는 용어를 사용하고 있다. 이러한 체외이탈 현상과 더불어 빛이 온몸을 감싸는 느낌을 받기도 하고, 넓은 꽃밭을 거닐기도 하며, 죽은 가족들과 상봉하기도 한다고 한다.

체외이탈에 대한 연구는 19세기 말 스위스의 지질학자 알베르트 하임 Albert Heim(1849~1937)이 시작했다. 알프스 등반 중 조난을 당하여 사경을 헤매다가 체외이탈을 경험한 뒤 자신과 비슷한 경험을 한 등산가, 군인 등의 사례를 모아 연구를 한 것이다.

1970년대에 들어서는 미국에서 체외이탈 연구 바람이 불어 정신과 의사 레이먼드 무디 2세Raymond Moody Jr.는 당시 사망 판정을 받고도 살아난 사람들의 체험을 수집해《삶 이후의 삶Life after Life》(1975)이라는 책을 펴냈으며, 그 후 죽음학의 대가인 엘리자베스 퀴블러 로스도 체외이탈을 체험한 사람들의 이야기를 모아《사후생On Life After Death》(1991)이라는 책을 펴냈는데, 이렇게 보고된 사례가 지금까지 수십만 건에 달한다고 한다.

그들의 체험이 반드시 일치하는 것은 아니지만 대부분의 사람들의 경향을 종합하면 다음과 같다.

'영혼의 체외이탈 → 깜깜한 터널을 지나는 터널 체험 → 눈부신 빛과의 만남 → 친숙한 목소리의 친절한 사람들과의 만남 → 생애에 대한 반성적 회고 →

장벽障壁과의 만남 → 육체로의 회귀'

일반적으로 촉감은 있지만 아픈 것은 느끼지 못한다고 한다.

물론 이 모두를 다 경험하는 경우는 드물지만, 절반 이상의 경험을 한 사례는 놀랄 정도로 많았다고 한다. 가장 많은 것은 빛에 감싸인 속에서 넘치는 애정을 느꼈다는 것인데, 생전에 느낀 그 어떤 애정보다도 강해서 모든 것을 허용해서 들어주는, 말하자면 신의 존재 같은 애정이었다고 체험자들은 입을 모아 말했다. 이러한 이유로 당장이라도 생사의 틈이 생기면 의식이 육체를 빠져나가고 싶다는 생각이 들었다고 한다.

이렇듯 이때까지 보고된 체외이탈이나 임사체험의 경험 사실에 대해서는 그것이 현실세계에서의 실제적인 체험이든, 단지 뇌에서 느낀 환각이든 환상이든 간에 그것을 보고 느꼈다는 점에 대해서는 별로 이의가 없다. 따라서 체외이탈과 임사체험 등과 같은 사전기死戰期에 들어서서 죽음의 과정에서 체험되는 현상을 묶어서 임사현상near death phenomena으로 표현하기로 한다.

이러한 임사현상의 내용을 일찍이 그림으로 표현한 화가가 있다. 네덜란드의 화가 히에로니무스 보슈Hieronymus Bosch(1450~1516)는 〈가장 높은 하늘로의 승천〉(1500~1504)이라는 작품을 남겼는데 이는 '천국과 지옥'이라는 4장으로 된 제단화 중의 하나이다. 선택된 자의 혼은 중력의 법칙에서 벗어나 천상의 빛의 인력에 의해 인도되며, 몸은 천사의 도움을 받아 승천하는데 그 승천하는 과정에 터널이 있다. 물리적인 터널이 아니라 시공간을 초월한 누두상漏斗狀의 터널을 통과하는 것이다. 터널의 출

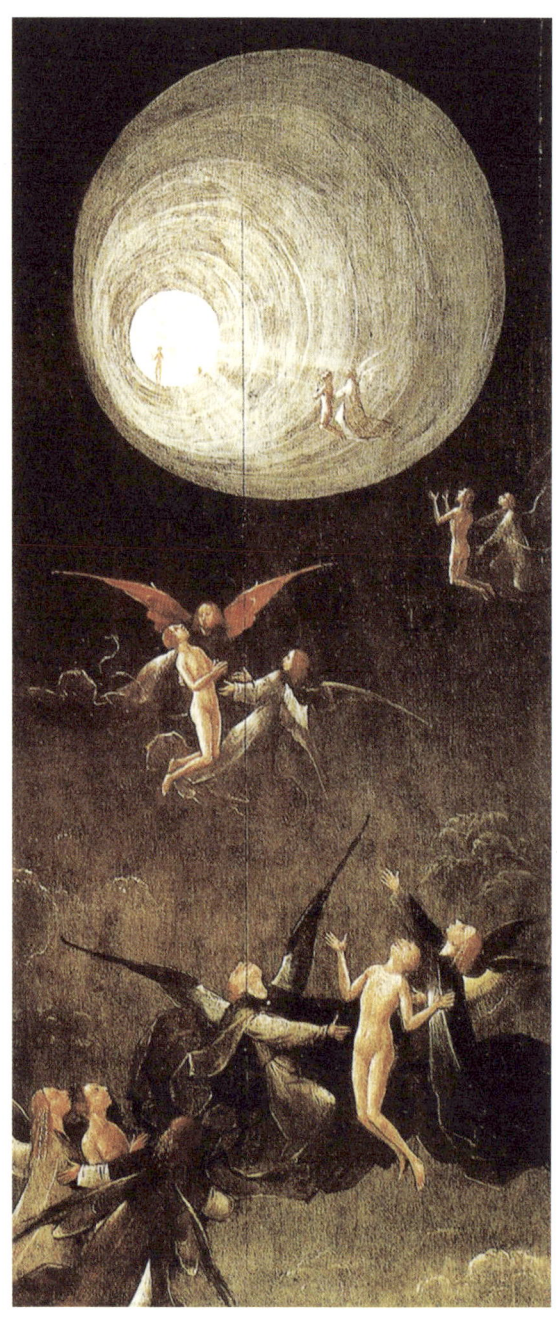

히에로니무스 보슈, 〈가장 높은 하늘로의 승천〉,
1500~1504, 베네치아 두칼레 궁전

구에는 대단히 밝은 빛이 보인다. "하얀 빛이 눈부셔서 눈을 뜰 수 없을 정도였다"라는 임사현상 체험자의 이야기와 일치되는 표현인데 과연 이러한 그림을 보슈가 직접 체외이탈을 경험하고 그린 것인지 아니면 경험자의 진술을 토대로 한 것인지는 알 수 없다.

임사현상 체험자들은 한결같이 "저 세상은 너무도 아름다워 이승과 비교할 수가 없다"고 입을 모았으며, 말로 표현할 수 없이 아름다운 저 세상을 보고 난 후로는 이승에서 살기가 싫어졌다고 하는 이가 많았다고 한다. 그러나 이상한 것은 자살 미수에 그친 사람들의 경우이다. 그들은 체외이탈을 체험한 뒤 아주 캄캄한 곳에서 아무도 자기를 돌보지 않아 강한 고립감이 들었다고 한다. 또한 자살을 시도한 사람들 가운데 한 명도 빛의 존재를 만난 예는 없었다는 것이다.

임사현상과 의식

죽음이란 우리 육체가 생명을 잃고 차가운 시체가 되는 현상이다. 심장이 멈추고 뇌 기능도 정지하면, 몸은 차가워지고 서서히 육체의 붕괴가 진행된다. 이러한 물리적 현상, 즉 하드웨어는 어느 정도 해명되어 있지만 소프트웨어, 즉 우리의 의식意識은 죽으면 도대체 어떻게 되는가에 대한 궁금증은 아직 시원하게 풀리지 않고 있다. 먼저 이와 관련한 체험자들의 이야기를 살펴보자.

임사현상을 체험했다는 사람들 중에는 의외로 유명 인사들도 있는데, 그중 한 명이 문호 어니스트 헤밍웨이다. 헤밍웨이는 제1차 세계대전에 참전한 경험을 바탕으로 수많은 작품을 남긴 것으로 알려져 있는데, 그

전쟁이 한창일 때 체외이탈을 체험했다고 한다. 그는 이탈리아 포살타 근교의 피아브 강 전투에서 박격포탄에 맞아 부상을 당했다. 그는 나중에 친구에게 그때의 상황을 이렇게 말했다. "비단 손수건을 주머니에서 꺼내는 것처럼 내 몸에서 혼이 쏙 빠져나가는 것을 느꼈다." 그리고 혼은 주위를 돌아다닌 후 다시 몸속으로 들어와 되살아날 수 있었다는 말을 덧붙였다.

헤밍웨이가 자신의 체외이탈 체험에 대해 직접 언급한 글은 없지만, 명작 《무기여 잘 있거라》에는 주인공이 자기와 비슷한 체험을 하는 장면이 나온다. 몸에서 빠져나온 혼이 주위를 떠돌다가 다시 몸속으로 돌아옴으로써 주인공은 부활한다.

체외이탈 현상을 체험하는 예는 임상에서도 보는데 그 전형적인 내용은 다음과 같은 것들이다.

뇌종양을 앓아 '식물인간 상태'에 빠졌던 한 환자는 다음과 같이 증언하고 있다. "의사 선생님이 회진 왔던 것과 무슨 말을 했는지 전부 기억하고 있습니다. 제 의식이 있는지 없는지 알아보려고 손을 꼬집고 때린 것도 알고 있습니다. 하지만 손발은 움직일 수 없었고, 물론 말도 할 수 없어서 의식이 있다는 것을 알릴 수가 없었습니다." 이런 상태를 의학에서는 혼수라 하며 혼수상태에서는 의식이 없다고 알려져 있다. 그 이유는 혼수상태에 빠진 사람을 때리거나 꼬집는 등 자극을 줘도 별다른 반응을 보이지 않기 때문이다.

그러나 자극에 대해 반응을 보이지 않았던 환자라도 혼수상태 중에 일어난 일을 기억하는 사람이 적지 않다는 것이다. 개중에는 의사가 사망

선고를 내리는 가운데 숨을 다시 쉬면서 그때까지의 상황을 자세하게 기억하는 환자도 보고되고 있다.

한 젊은 남성이 며칠에 걸쳐 의식을 잃었다가 회복하기를 반복하고 있었다. 그러는 동안 몇 번이나 심장이 멈춰서 의사가 심장 마사지를 해서 소생시켰다. 그는 당시 상황을 모두 똑똑하게 기억하고 있었다. 가족 중 한 사람이 "또 심장이 멎었어. 이제 끝인가"라고 말하는 것을 그는 위에서 내려다보고 있었다. "난 여기 있어. 괜찮아"라고 가족에게 말을 걸어보기도 하고 어깨를 흔들어도 아무도 몰라줘서 실망한 그는 주위를 둘러봤다. 그러자 침대 위에 자기 자신이 틀림없는 몸이 축 늘어져 누워 있는 모습이 눈에 들어왔다.

그 후 그는 다시 숨을 쉬며 자신의 체험을 가족과 의사에게 이야기했다. 물론 그의 말을 곧이곧대로 믿는 사람은 없었다. 그런데 그는 당연히 알 리가 없는 병원의 다른 병실 모습과 일반인에게는 출입금지인 연구실 안의 모습까지 상세하게 설명했다. 그가 말한 내용은 거의 사실과 일치했다. 그가 말하기로는 의식이 몸을 빠져나와 병원 안을 떠돌아다녔던 것 같다고 했다.

벽이나 천장, 바닥도 자유롭게 통과할 수 있어서 어디든지 갈 수 있었다. 그는 빈사 상태로 실려와서 병원을 여기저기 돌아다닐 수 있는 상태가 아니었고, 또한 이 병원에 입원한 것이 처음이어서 과거의 기억이 되살아났다고 할 수도 없었다. 더욱이 치료 중 심장이 멈춘 상황도 명확하게 기억하고 있었고, 누가 무슨 말을 했고 무엇을 했는지까지 정확히 알아맞혔다. 지금까지의 의학 상식으로 보면 일어날 수 있는 일이 아니었다.

이러한 임사현상과 관련해 뇌신경 전문의의 흥미로운 보고가 있다. 현대 뇌신경학의 기초를 구축한 와일더 펜필드Wilder Penfield 박사는 1920년대부터 1940년대에 걸쳐 간질 치료를 위한 수술을 하기 위해 두개골을 절제하여 뇌를 노출한 다음 전기 자극을 주는 실험을 했다. 이로써 뇌의 어느 부위가 어떤 기능을 하고 있는지 밝혀졌는데, 그 결과 뇌의 한 부위를 자극하면 임사현상과 유사한 것을 느끼게 된다는 것을 알 수 있었다.

즉 뇌의 측두엽側頭葉에 있는 실비우스 고랑Sylvian fissure(溝)이라는 부위에 전기 자극을 가했더니 환자가 흥미로운 반응을 보였다. 몸의 절반이 자기 몸을 빠져나가 어디론가 가버린다든지, 몸이 공중으로 떠올라 날아다니는 것을 느꼈다는 것이다. 물론 당시에는 체외이탈이나 임사현상 체험이라는 개념이 없었기 때문에 그것이 임사현상의 정체라는 보고는 없었지만, 환자의 기묘한 반응에 흥미를 느낀 펜필드 박사는 측두엽 자극으로 인해 뇌내에 화학적 물질이 변화하면서 이러한 현상을 만들어내는 것이 아닌가 추측했다.

임사현상이 뇌의 측두엽과 어떤 관계를 맺고 있는 것은 사실인 것 같다. 죽음이 가까워져 산소 공급이 정지되면 탄산가스와 질소가 증가하여 일종의 중독 상태가 된다. 이때 환각이나 망상이 나타나는데 임사현상에서 보는 광경은 산소 결핍 상태에서 일어나는 중독성 정신장애에 의해 발생하는 환각이나 망상이 아닐까 추측된다.

대뇌의 측두엽이야말로 의식이 체외로 드나드는 '의식의 통로'일지도 모른다는 주장도 있다. 결국 임사현상의 정체가 해명되어가는 과정이라고 할 수 있다. 또한 죽음의 과정이 밝혀짐에 따라 죽음에 처한 의식이

어떠할지에 대해서도 해명될 것이 분명하다.

한편, LSD와 같은 약물에 의한 환각과 임사현상에서 보는 광경이 비슷한 점을 지적하는 과학자도 있다. 죽음에 직면해서 일어나는 심리적 불안이 약물로 초래되는 생리적 작용과 똑같은 변화를 몸속에서 일으키는 것이 아닌가 생각된다는 것이다. 임사현상은 현실 속에서 일어나는 것이 아니라 스스로에 의해서 만들어진 환상, 환각이라는 점은 두 주장 모두 일치하고 있다.

임사현상의 정체는 죽음의 고통과 공포로부터 탈피하기 위한 심리적인 구제 프로그램의 발동이라고 보는 학자도 있다. 대부분의 경우 죽을 때 심장이 정지하면서 산소 공급이 멈춤으로써 야기된다. 산소 결핍 상태가 의식에 어떤 영향을 미치는지에 대해서는 이미 잘 알려져 있다. 행복감이 높아지고 판단력이 없어진다. 최종적으로는 의식불명 상태에 빠진다. 이러한 산소 결핍으로 인한 행복감을 일부러 만들다가 사고로 사망하는 경우를 법의 분야에서는 그리 드물지 않게 본다.

그러나 측두엽 자극으로 임사현상의 모든 것을 설명할 수는 없으며 여전히 설명할 수 없는 부분이 남아 있다. 특히 심장 정지 후의 의식이 어떻게 되는가에 관한 문제는 아직도 해명되지 않은 부분이다.

하지만 임사현상이 뇌내 화학 변화에 의해 초래되는 현상이나 현실로 체험되는 것이었다고 해도, 임사현상을 체험한 사람은 그 이전과는 분명히 다른 의식을 지니게 되었다는 보고가 많다.

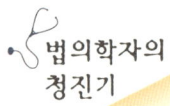

{죽음을 부른 쾌락}

32세의 독신남이 어느 날 자기가 하숙하고 있던 집에서 여자의 옷을 입고 목매달아 죽은 시체로 발견되었는데, 저자에게 부검 의뢰가 들어왔다. 가정부와 다른 하숙생들은 신년 휴가차 시골에 내려가 없고 주인 아주머니도 외출 중이어서 그 남자 혼자 집을 보던 중에 일어난 사건이었다. 물론 목격자도 없었다.

그런데 죽은 남자가 여자의 옷을 입고 있었다는 점에서 집주인과 경찰은 상당한 의아심을 갖게 되었다. 여자의 옷은 가정부가 입던 것들이었다. 가정부는 시골로 내려가면서 자기의 옷들을 전부 세탁하여 밖에 널어놓았다. 브래지어, 팬티, 속치마, 양말 등이었는데 놀랍게도 사망자는 그것들을 모두 착용하고 있었다. 팬티에는 사정이 되어 있었으며 시체는 자기의 키보다 낮은 곳에 목매단 채 죽어 있었다.

법의학에서는 목매달아 죽은 것을 의사縊死라고 하며 그 자세에 따라 두 가지 형태로 나뉜다. 자기 키보다 높은 곳에 목을 매달아 신체가 지면이나 주위 벽에 닿지 않고 공중에 완전히 뜬 자세로 사망한 것을 완전의사라고 하며, 자기 키보다 낮은 곳에 있어 신체의 일부가 지면이나 주위 벽에 지지된 자세로 이루어진 의사를 불완전의사라고 한다. 왜 이렇게 두 가지 형태로 나뉘는가 하면 목매달아 죽었다는 점에서는 동일하지만 자세에 따라 죽는 기전이 달라지기 때문이다.

완전의사의 경우는 목에 감긴 끈이나 줄에 자기의 체중 전부가 한꺼번에 실려서 다시는 느슨해짐 없이 그대로 죽게 된다. 즉 목을 지나는 경정맥, 경동맥 및 추골동맥 등 굵은 혈관들이 한꺼번에 차단되기 때문에 뇌는 물론 얼굴도 갑작스러운 빈혈이 와 창백해지는 것이 특징이다. 이렇게 뇌에 급격한 빈혈이 오게 되면 갑작스러운 의식의 소실이 오기 때문에 본인은 죽는다는 것을 전혀 느끼지 못하는 가운데 죽음에 이르게 된다.

목매달기로 인한 죽음의 기전을 그 과정에 따라 설명하면 목이 졸려짐과 동시에 뇌에 혈액을 공급하는 혈관인 추골동맥이 차단되어 급격한 뇌빈혈이 먼저 오게 되어 가장 먼저 일어나는 것이 갑작스러운 의식의 소실이다. 그 후에 기도(숨통)의 폐쇄로 질식이 야기되기 때문에 당사자는 의식이 전혀 없는 상태에서 고통을 전혀 느끼지 못하는 가운데 죽게 된다.

이런 이유로 사형수에게 사형을 집행할 때 죄는 밉지만 고통을 주지 않는다는 의미에서 교수형에 처하는데, 교수형의 내용은 바로 완전의사로서 죽게 하는 것이다. 따라서 엄격한 의미에서는 교수형이 아니라 의수형縊首刑이라 해야 맞는 용어가 될 것이다

목매달아 죽기의 또 하나의 자세인 불완전의사의 경우는 신체의 일부가 지면이나 주위 벽에 지지된 자세를 취해서 체중의 전부가 아니라 일부만이 목에 감긴 끈에 작용하고 또 신체가 지면이나 주위 벽에 닿았다가 떨어지는 동작이 반복되기 때문에 앞서 기술한 목을 지나는 굵은 혈관에도 피의 흐름이 소통과 차단이 교대로 반복해서 일어나게 된다. 그래서 뇌와 얼굴에는 피가 통했다 차단되었다 하는 기전이 반복되다 사망하기 때문에 뇌와 얼굴에는 피가 고이는 울혈鬱血이 오게 된다. 따라서 같은 목매달기로 죽은 시체라도 그 자세에 따라 시체의 외부 소견에는 많은 차이가 생긴다.

이 남자의 경우는 자기의 신장보다 낮은 곳에 끈으로 올가미를 만들고 그 속에 목을 넣고 있었으며 발이 완전히 땅에 닿아 있는 자세로 전형적인 불완전의사였다. 그렇다면 이 남자는 왜 이런 자세로, 게다가 여자의 옷을 입고 목을 매달았을까 의문이 생길 것이다. 결론을 말하자면 목매달기를 이용해 성적인 쾌감을 얻기 위해 일부러 몸에 저산소증을 오게 하는 저산소음욕증hypoxyphilia을 즐기다가 그것이 과도해져 사망한 것이다.

즉 뇌에 혈액을 공급하는 추골동맥은 목에 감긴 끈에 16.6킬로그램의 무게만 가해

지면 차단되어 산소 공급이 중단되며, 기관의 경우는 15킬로그램의 무게가 가중되면 밖에서의 공기 즉 산소 공급이 차단된다. 이렇게 되면 의식이 소실되어 몽롱한 상태가 되면서 기분은 좋아진다. 그러니까 성인의 체중이 대략 60킬로그램이라고 하면 성인 체중의 약 3분의 1의 무게만 끈에 작용하면 뇌에 산소 공급은 중단되는 셈이다.

죽은 남자는 발이 방바닥에 완전히 닿아 있었기 때문에 올가미에 가해지는 몸의 무게를 자기 마음대로 조절할 수 있는 자세였다.

한편, 목에 감긴 끈에 의한 압박이 피부에서부터 시작하여 경추골에 이르는 과정에서 미주신경이 자극되어 방뇨放尿, 탈분脫糞, 사정射精 등의 현상이 일어난다. 결국은 목매달기로 성적 쾌감을 얻을 목적으로 올가미를 만들고는 그 속에 목을 넣어 불완전 의사의 자세를 취하고 성적인 쾌감을 맛본 것이다. 올가미에 자기의 체중을 서서히 실어 산소 공급이 서서히 차단되게 하여 기분 좋은 상태에 이르러 사정射精에 가까워지면 다시 끈에 가해진 체중을 서서히 제거하고 잠시 후에 또다시 체중을 가중시키는 행위를 반복하고 사정하는 방법으로 성을 즐기다가 몽롱한 상태에서 올가미에 지나친 체중이 실림으로써 의식을 잃고 불귀의 객이 된 것이다.

이것을 사고성 의사 또는 성적 의사라고 하는데 비정상적인 성벽을 지닌 독신 남녀에게서 가끔 일어난다. 이른바 죽음의 장난으로 자기가 만든 올가미에 자기의 목이 조여 죽는 올가미 장난인 것이다.

임사현상 체험자와 초능력

임사현상 체험자들은 죽음 직전에 운 좋게 살아 돌아온 사람들이다. 그런 체험을 한 이상 뭔가 후유증을 남기지 않는지 궁금해진다. 임사현상 체험자 중에는 체험 이후 초능력을 발휘할 수 있게 되었다는 사람이 꽤 있다. 임사현상을 체험하기 전에는 한 번도 느낀 적이 없다가 체험을 하고 나서 신기한 것을 경험하게 되었다는 것이다.

대체로 전기적電氣的 자극성이 높아졌다는 예가 많이 보고되고 있다. 전기적 자극성이란, 알기 쉽게 말해 주위에 있는 전기, 전자 제품에 영향을 주는 것을 의미한다. 전자시계가 갑자기 멈추거나 오디오가 작동하지 않고, 가볍게 스친 것만으로 전기제품의 전원이 켜지거나 여러 대의 컴퓨터를 못쓰게 만든 사람도 있다. 전기적 자극성이 심해질 경우 다 쓴 자동차 배터리를 작동시킨 예도 있다. 물론 어떻게 그런 일을 할 수 있게 되었는지 그 이유는 확실하지 않다. 임사현상 체험으로 '기' 에너지가 증대되어 전기에 영향을 주고 있다는 설명도 있지만 실증된 것은 아니다.

또 어떤 임사현상 체험자는 "상대방이 하는 말이 진심인지 거짓말인지 알 수 있게 되었다", "다른 사람과 이야기하고 있으면 상대방이 다음에 무슨 말을 할지 나도 모르게 알게 되었다" 등을 호소하기도 한다. 이것은 예지 능력 또는 텔레파시 능력이라고 할 수 있는데, 그중에는 힐링(치유) 능력이 생겼다는 사람도 있고, 죽은 자와 교신할 수 있게 되었다거나 수호령守護靈의 목소리를 듣게 되었다는 사람도 있다. 순식간에 나타났다가 사라지는 사람들을 보았다거나 아침에 일어나보면 끓인 적이 없는 커피가 컵 안에서 뜨거운 김을 내고 있는 것을 체험했다는 등의 이야기도 있다.

이런 경우는 텔레파시나 예지 능력과는 다르게 분명한 물리적 현상을 수반한다. 그들은 임사현상 체험으로 마치 의식 속에 묻혀 있는 어떤 스위치를 켜는 것과 같은 느낌을 받았다고 하는데 현 단계로는 그저 추측만 할 뿐이다.

임사현상 체험에 의한 초능력 획득은 아니지만 임상에서 암 치료에 심리적인 충격을 주어 효과적인 결과를 얻고 있는 사이먼턴 요법이라는 것이 있다. 이 요법은 미국의 심리사회종양학心理社會腫瘍學의 권위자 칼 사이먼턴Carl Simonton 박사가 개발한 것으로 질병 치료에 있어서 환자의 정신, 심리, 감정적인 면이 환자의 면역기능에 크게 영향을 미친다는 점에 착안한 것이다.

이 요법의 첫 단계는 환자에게 암에 걸려서 잘되었다는 것을 인식시키는 것이다. 누구나를 막론하고 자기가 암에 걸린 게 잘된 일이라고 생각할 수는 없으나 곰곰이 생각해보면 잘된 일도 있다는 사실을 인지하게 하는 것이다.

예를 들어 의사가 암에 걸려 수술을 받기 위해 수술대 위에 올라가봄으로써 암 환자의 정신적인 충격을 알 수 있게 되며, 회사의 사장은 암에 걸렸다는 것을 알게 됨으로써 부하직원들의 노고를 이해할 수 있게 된다는 것 등이다. 일단은 충격적이지만 마이너스 방향의 부정적 정보를 경험함으로써 긍정적 방향의 인자因子를 스스로 얻도록 노력하는 것이다.

다음 단계에서는 암은 생체를 공격하고 파괴하는 것이 아니라 단순히 과다 생산되는 것이며, 무엇이 암 세포를 발생시켰는가, 그리고 무엇이 체내의 면역력을 약화시켰는가를 설명하여 납득시키는 치료에 역점을 둔다. 즉 병을 유도하는 사건의 순서를 역전시켜 유기체를 건강한 상태로 회복할 수 있음을 환자에게 확신시키고, 이로써 환자가 적극적으로 병의 맥락을 올바르게 이해하도록 하는 것이다.

이러한 치료법은 현대의학의 고정된 질병관이나 치료법과는 달리 면역체계를 강화하는 기법이다. 즉 긴장을 가했다가 해소시키는 심상心像요법으로 문제점을 양성화시키는 시각화視覺化를 실시한다. 시각화 중에는 암과 면역체계의 활동이 환자 자신의 상징적 상상으로 그려지게 하는데, 이 기법으로 면역기능이 대단히 향상된다고 한다.

또 심상요법은 환자가 자신의 무의식과 교류하는 탁월한 방법이기도 한데 사이먼턴 박사는 환자의 개별적 상상과 밀접하게 작업하면서 어떤 이성적 설명보다 감정적 부분에서 치료를 위한 보다 많은 힌트를 얻는다고 한다. 설명이 부족한 점은 있겠지만 임사현상 체험자가 얻는 초능력이 이러한 사이먼턴 요법의 이론과 일맥상통하는 것은 아닌가 추측해본다.

임사현상 체험자 가운데 UFO를 만났다고 진술하는 사람도 많다. 오늘날의 과학으로는 설명할 수 없는 신비한 체험을 했기 때문일 뿐만 아니라, 임사현상을 체험한 후에 UFO와 조우했다는 사람이 꽤 있다는 것은 임사현상과 UFO 연구에 도움이 될지도 모른다. 임사현상 연구 분야의 권위자 중 한 사람인 코네티컷 대학의 케네스 링Kenneth Ring 교수에 의하면 임사현상 체험자 중에서 UFO와 조우한 경험이 있는 사람의 숫자는 결코 무시할 수 없는 정도라고 한다. 이것은 상당히 높은 확률로 임사현상 체험자가 UFO와 접근 조우하고 있다는 것으로 임사현상에 대해서 더욱 주목하게 한다.

일본의 다치바나 다카시立花隆라는 저널리스트가 쓴 《임사체험》이라는 책에서 소개하는 핀란드의 여성 의사는 임사현상으로 UFO를 봤을 뿐만 아니라 UFO로 빨려들어가 생체검사까지 받았다고 증언했다. 그녀는 임사현상을 거친 후에 고차적 의식으로 각성되었다고 한다. 다치바나 다카시는 그 이야기를 그대로 받아들이지는 않았지만, 그녀의 이야기는 어떤 특수한 경험을 한 사람들과 공통되는 점이 있다고 했다.

우주비행사들은 우주공간에서 신비로운 의식의 고차적 각성을 경험하는 경우가 많다고 한다. 그중에는 '우주의 본질은 영적 지성이며, 그것이 신이다' 라는 일종의 깨달음을 얻은 우주비행사도 있다고 한다. 이러한 의식의 고차적 각성과 임사현상 체험자가 느낀 의식의 고차적 각성은 비슷한 데가 있다.

이렇듯 임사현상 체험자와 우주비행사의 체험이 의식의 고차적 각성이라고 한다면 우리 인류는 새로운 무대로 진출하고 있는 것은 아닌지 모르겠다. 즉 물질적인 진화를 넘어 정신적인 진화의 방향으로 나아가고 있는 것이다.

임사현상에 대한 몇 가지 설명

현재 임사현상에 대한 이론적인 주장은 크게 두 갈래로 나뉘어 있는데, 주요 내용을 살펴보면 이렇다.

우선 이원론二元論의 주장을 보면, 우리 몸에는 신체적 구조와 별도로 존재하는 혼(의식)이 있어, 사람이 명상에 잠기거나, 고행이나 난행難行 등을 할 때 매우 특수한 의식 상태로 변하는데 이런 상태를 '의식의 확대'라고 하며, 종교적인 신비체험도 '의식의 확대'로 체험하게 되며, 죽을 때에는 혼이 몸에서 빠져나감으로써 임사현상을 체험하게 된다는 것이다. 주로 종교계를 비롯한 심령학자들이 주장하는데, 임사현상은 그 자체가 현실에서 일어나는 것이며 이것이 곧 사후세계와 연계된다고 주장한다.

또 하나의 주장은 뇌내 현상설이다. 주로 과학자들이 주장하는데, 임사현상의 이미지는 사전기에 혈액 속에서 산소가 감소하고 뇌 자극물질이 증가해 일어나는 뇌의 환각작용의 일종이라는 것이다. 즉 인간의 의식은 뇌 속에 있는 뉴런의 활동에 수반되는 현상임을 주장하는 이론이다.

사람의 뇌도 물질이며 이를 구성하고 있는 원자도 다른 물질을 구성하는 원자와 마찬가지로 다를 것이 없다. 뇌 구성의 기본 단위는 뉴런인데, 사람의 뇌 속에는 약 140억 개의 뉴런이 있다. 하나의 뉴런은 약 1만 개의 다른 뉴런과 결합되어 있고, 이 뉴런이 어떤 자극(산소 결핍 등)에 의해 활동전위活動電位를 일으켜 '발화發火' 하면 이것이 점차 퍼져 다른 뉴런으로 옮겨가는 양식으로 정보가 전달되는데, 이렇게 뉴런이 발화할 때 우리의 의식이라는 것이 생겨나, 이것이 빛깔이나 소리, 그리고 추상적인 사고 등의 여러 가지 표상이 생겨난다는 것이다. 이 이론은 뉴런의 활동에 수반된다 하여 수반현상론隨伴現象論, epiphenomena theory이라 한다.

로버트 먼로Robert Allan Monroe(1915~1995)라는 방송작가 겸 영화음악 작곡가가 체외이탈을 연구했다. 그는 헤미싱크Hemi-Sync라는 특정한 소리의 주파수를 조합하는 기구를 창안했는데, 사람의 의식을 조종할 수 있는 음향기술을 개발해 사후현상을 유도해낼 수 있으며 사후세계의 여행도 가능하다고 주장했다. 그는 1,000번이 넘는 체외이탈 체험을 3부작(《체외여행》, 《혼의 체외여행》, 《마지막 여행》)으로 저술하여 변성의식상태變性意識狀態에 대한 계몽활동을 했다. 책에 사후세계에 대해서도 기술했는데, 문제는 여기에 쓰여 있는 내용이 어디까지가 진실인지 증명할 길이 없다는 점이다. 즉 먼로 자신의 개인적인 체험을 기술한 것이어서 이를 인정하기 위해 다각적으로 검토할 수가 없는 것이다.

사후세계의 존재에 대해 수천 년에 걸쳐 현자, 철학자, 문학가 등 날카로운 지혜의 소유자들이 논의해왔지만 결론을 내지 못했다. 그 이유는 사람이 완전히 죽으면 다시는 회생할 수 없기 때문이다. 지금까지의 증언은 어디까지나 죽어가는 과정에 있었던 사람들의 이야기이지 완전히 죽은 사람의 증언은 아니기 때문이다. 따라서 현재로서는 임사와 사후의 연계 문제는 어디까지나 개인적인 주장으로 돌릴 수밖에 없다. 이를 과학적인 입장에서 이야기하기 위해서는 사후에 대해 알 수 있어야 하는데 적절한 수단이 없기 때문이다. 사후세계의 유무를 확인할 수단이 없는 상태에서는 그 어떤 논의도 공허할 수밖에 없다.

이 같은 상황을 과학적인 입장에 빗대어 이야기하면 과거에 망원경 없이 우주의 신비를 논했던 것과 같다고 할 것이다. 망원경의 발명이 없었다면, 그리고 갈릴레오가 망원경을 통해서 달과 목성을 관찰하지 않았다면, 우리는 아직도 천동설이 옳으니 지동설이 옳으니 하며 논의를 거듭하고 있을지도 모른다. 더욱이 은하의 존재와 태양계가 은하의 일부인 것은 알지 못했을 것이다.

　이렇듯 의견은 두 갈래로 나뉘고 있는데, 죽었던 사람이 정말로 되살아오거나 사후세계를 객관적으로 증명할 수 있는 수단이 나오기 전에는 두 주장의 대립은 해결되지 않을 것이다.

　사람은 진화에 의해 의식을 지니게 되었다. 즉 '나는 생각한다, 고로 존재한다' 라는 말과 같이 미래에 대해서 생각하고 고민할 수도 있다. 많은 사람들이 막연하게나마 영혼이 있을 것이라 믿고 내세에 대한 나름대로의 생각으로 종교, 예술, 철학, 문학에 반영시켜온 것 또한 사실이다. 사람들의 일상생활과 연계된 하나의 세계를 이루고 있다는 것을 부인할 수 없는 것이다.

　이렇게 사후세계는 그것이 있고 없고가 문제가 아니라 인류문화의 한 부분으로서 기능해왔으며 현대사회에도 확실히 한몫의 기능을 하고 있는 것 또한 사실이다. 따라서 사후세계의 문제는 개인의 문제이면서도 아직 해결하지 못한 인류의 문제이기 때문에 과학의 각 분야 전문가들은 자기의 분야와는 관계없다고 방관할 것이 아니라 관심과 지혜를 모을 필요가 있다.

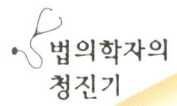

{ '쾌락의 동산'이라는 이름의 환상 세계 }

네덜란드의 화가 히에로니무스 보슈는 복잡하면서도 뛰어난 독창적인 개성을 지닌 그림을 남긴 화가로 유명하다. 그의 그림은 상상력이 매우 풍부하고 풍자적이면서도 정신세계에 대한 통찰력을 지녔으며 생명과 창조에 대한 상징을 뛰어나게 묘사한 것이 많다.

보슈의 작품이 본격적으로 연구되기 시작한 것은 프로이트의 정신분석이 발표된 이후이며 프로이트의 출현을 계기로 후대 사람들이 보슈의 작품을 꿈과 무의식의 세계로 해석하고자 한 것은 일리가 있었다. 그 후 대부분의 학자들은 그를 인간 본성에 대해 깊은 통찰력을 지닌 재능 있는 화가이자 작품에 추상적인 개념들을 표현한 최초의 미술가로서 평가하게 되었다.

총 35~40점의 그림이 그의 것으로 여겨지고 있지만 그중 7점만이 서명되어 있는데 그것도 연대가 적혀 있지 않기 때문에 정확한 제작 시기는 불분명하다.

가장 성숙한 시기의 대표적 작품으로 〈쾌락의 동산〉(1500~1510)이 있다. 이 그림은 원래 인간의 죄를 다룬 성화로서 세 개의 패널로 되어 있는데 세폭화라는 형식은 제단화에서 유래한 것이다. 왼쪽 패널에는 '세계의 창조'를 표현한 것으로 지상낙원을, 오른쪽 패널에는 '지옥', 그리고 중앙에는 '호색好色의 죄'가 표현된 '쾌락의 정원'의 원 그림이다. 즉 지상낙원에서 쫓겨난 인류는 욕망이 하자는 대로 행동함으로써 죄를 지어 지옥에서 벌을 받는다는 내용을 표현한 것이다.

그림 전체를 보면 화면 위쪽의 구름에 덮인 하늘 사이로 빛이 새어나오고 아래쪽에

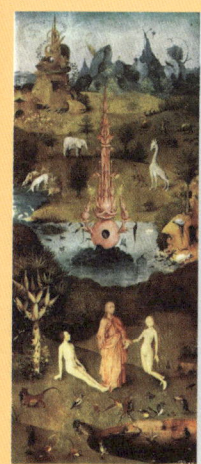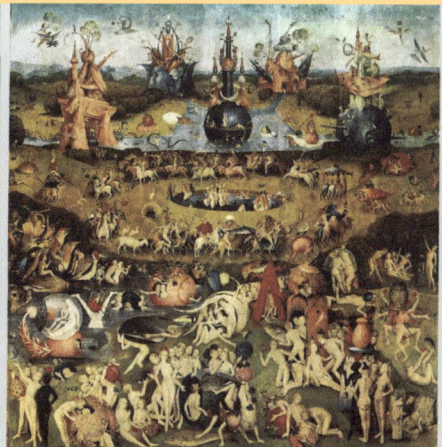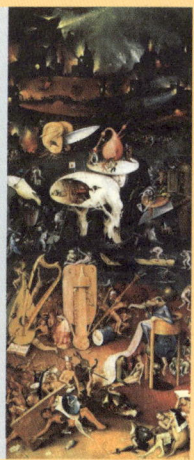

히에로니무스 보슈, 〈쾌락의 동산〉, 1500~1510, 마드리드 프라도 미술관

는 육지와 바다가 보인다. 마치 하늘에서 관찰한 것 같은 느낌을 주는데 보슈의 상상에 의한 것이다. 그러면서도 그 상상력의 근거는 자연 자체가 아니라 신이 창조한 신비의 우주에 두고 있다. 등장하는 인물만도 600명이 넘는다. 어쨌든 구약성서의 첫 장에 나오는 태초의 모습이 이처럼 과학적이면서도 신비스럽게 그려진 것은 아마도 서양미술사상 처음 있는 일일 것이다.

왼쪽 패널로부터 시작하여 신이 세상과 인간을 창조하고 낙원을 건설했지만 인간은 욕망에서 벗어나지 못하고 죄를 짓게 되었으며, 그 대가로 영원한 징벌을 받게 된다는 것을 표현하고 있다. 여기서 보슈가 인간의 욕망 중에서 하필이면 성욕을 택했을까? 그의 생각으로는 인간에게 있어 가장 참기 어려운 것이 성욕이라고 여겼기 때문일 것이다. 즉 여자의 창조, 최초의 유혹, 그리고 타락으로 이어지는 세속적 낙원을 보여주는데, 쾌락을 좇는 사람들을 괴롭히는 꿈과 육욕을 아름답고 어지럽게 묘사하고 있다. 그의 도상학적 독창성을 유감없이 발휘하고 있는 작품이다.

여기서는 가운데 패널의 그림에 대해서 설명하기로 한다.

그림에는 헤아릴 수 없이 많은 알몸의 남녀들이 쾌락에 빠져 있는 장면이 펼쳐진

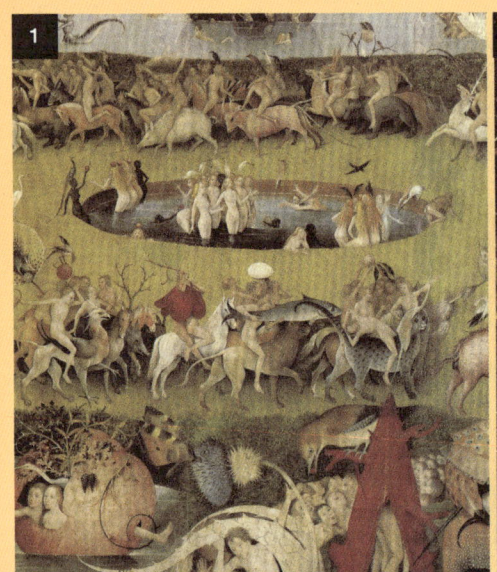
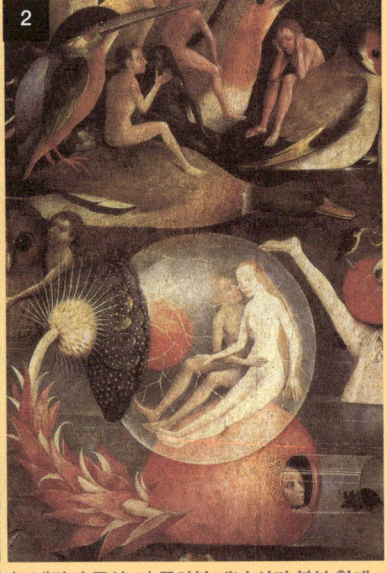
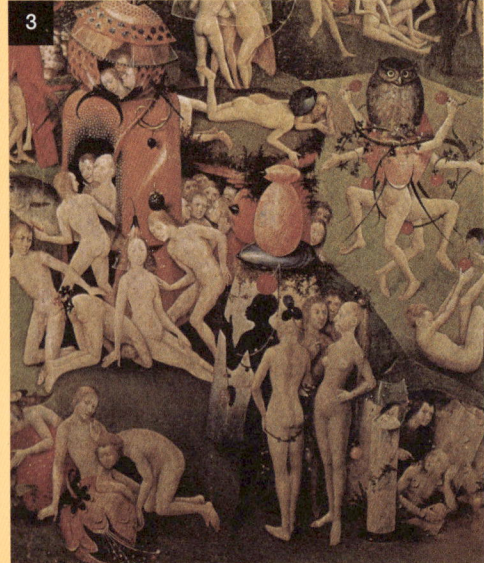

1 〈쾌락의 동산〉의 중앙부 패널 상단 부분 확대
2 그림 1의 좌 하단 확대
3 그림 1의 우 하단 확대

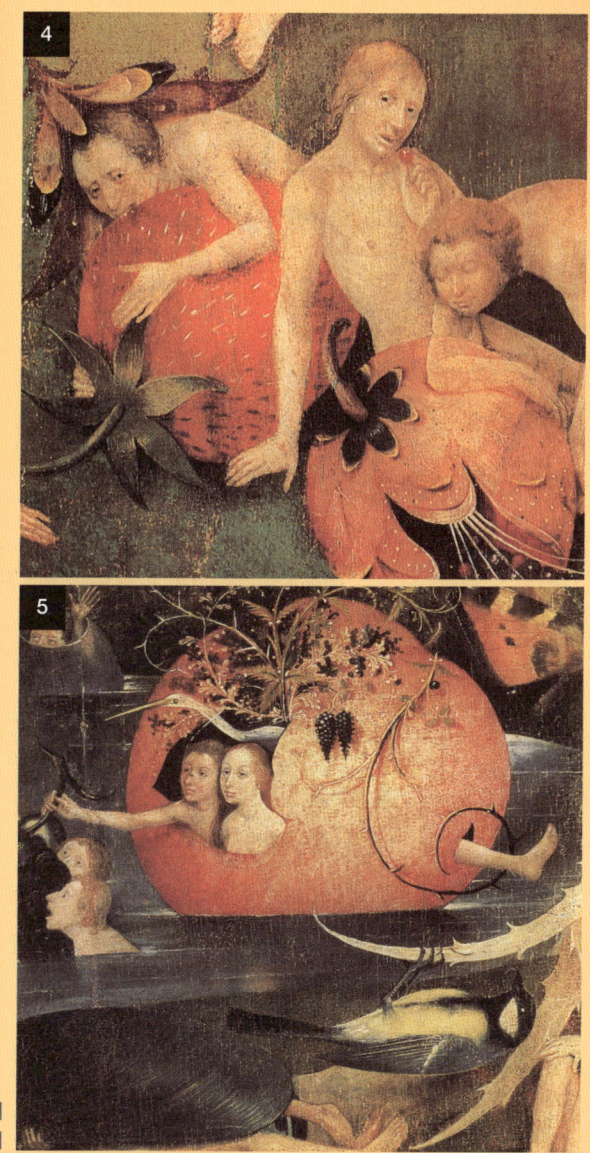

4 그림 1의 우 중앙 확대
5 그림 1의 좌 중앙 확대

다. 그런데 재미있는 것은 남자 두 명에 여자 한 명이라는 그룹을 짓고 있는데 그중 한 명은 소외되고 있어 그 의미에 대한 정확한 해석은 아직 내리지 못하고 있다.

그림의 중앙 연못 속에서 젊고 아름다운 여성들이 아름다움을 과시하고 있고 그 유혹에 빠져든 듯한 많은 남성들이 마치 술에 취한 듯 흐느적거리고 있다. 연못 주변은 이름을 알 수 없는 전설상의 동물들과 말, 멧돼지, 사슴, 사자 등의 실존동물과 이름을 알 수 없는 괴물들이 있는데, 그 등에 올라타고 원을 그리며 돌고 있는 수많은 나체들의 원형운동의 비현실성, 환상성, 신화성은 일찍이 경험한 적 없는 미술사상 가장 괴기한 상상력이라 할 수 있다.

그림의 각 부분은 독립된 상상의 그림이며 나름대로의 의미를 지닌다. 그림의 아래 중앙부는 어떤 사람이 '피타고라스의 구멍' 이라 이름 지었다. 독풍엉겅퀴가 튀어나온 구멍의 입구에 있는 세 사람의 모습 등은 그 형태만 보아도 재미를 자아낸다.

왼쪽의 붉은 과일 모양 위에 투명한 캡슐 안에 있는 신혼으로 보이는 남녀는 그 표정으로 보아 무엇인가를 호소하는 듯싶다. 그 오른쪽에 물속에서 하반신을 내밀고 새의 둥지로 보이는 붉은 구형을 사타구니에 끼고 있는 그림도 현실적으로는 있을 수 없는 것이다. 그러나 이 그림들을 종합하면 실로 기기묘묘한 의미가 내포되어 있어 보슈가 그린 그림은 얼핏 보아서는 납득이 가지 않는 점이 많다. 하지만 곰곰이 생각을 가다듬어 반복해 보면 이해가 된다.

상부에는 사람보다 큰 아름다운 한 무리의 새들과 사람이 그려져서 다른 그림들과 같이 무엇인가 표현하기 어려운 감정을 호소하는 듯하다.

오른쪽에는 붉은 껍질을 뒤집어쓴 두 사람이 미친 듯이 춤을 추고, 그 위에 부엉이가 머물며 이쪽을 보고 있고 그 위의 과수원에서는 붉은 나무 열매를 먹고 있는 남녀가 있다. 그 왼쪽 앞에는 커다란 딸기를 안고 있는 남자가 있고, 그 옆에는 사이좋게 이야기하는 남녀가 있다. 딸기의 머리 부분은 관능을 상징하며 조개는 여성을 상징한 것이라는 부분적인 의미는 납득할 수 있으나 전체 의미는 500년이 지난 오늘날까지 아무도 해석하지 못하고 있다.

이 그림을 보고 있노라면 쾌락을 추구하는 인간의 죄상을 표출한 것이라기보다는 때 묻지 않은 인간의 본능과 본성을 나타낸 것이 아닌가 하는 생각이 든다. 보슈의 그림을 보면서 받는 느낌을 쉽게 속단하지 말고 묵묵히 보고 또 보다보면 처음 가졌던 생각과는 다른 해석을 하게 된다. 그리고 그 해석은 각자의 몫일 것이다.

보슈는 생애에 단 한 번 〈쾌락의 동산〉을 그렸는데 죄를 짓기 이전 인간의 때 묻지 않았던 모습을 그린 것으로 보여진다.

왼쪽 아래 허리에 손을 얹고 있는 흑인 여자와 나란히 서서 손을 쳐들고 마치 생식력의 찬가를 부르는 듯한 남녀가 있고, 그 오른쪽으로 머리에 사과 모양의 과일 두 개를 얹고 미를 과시하는 듯이 상체를 굽히고 있는 여성이 있다. 오른쪽 아래 구석 빨간 단지 아래에는 자랑이라도 하는 듯이 서 있는 남녀 5명이 있는데 자기들의 젊음을 뽐내며 행복감에 젖어 있는 듯한데 그것 이외에 다른 것에는 아무런 관심도 없이 자기만족에 취해 있는 것으로 보인다.

보슈의 그림이 이렇듯 독창성이 있고 천재적이며 볼수록 그 의미에 깊이가 있기 때문에 그가 세상을 떠난 지 400년이 지난 오늘날까지도 그가 그린 새로운 비전은 현대를 비추고 있다. 즉 점점 복잡해져가는 현대 사회에서 보는 가치의 전환, 의미의 상실, 관계의 불안정, 그리고 무의미한 것이 증대되는 시대를 마치 예견이라도 한 듯이, 그리고 새로운 질서를 희구하는 듯이 표현하고 있다.

보슈 이후 다시는 이러한 초현대적인 상상력을 구사한 화가가 나타나지 않았다는 것은 그가 자신만의 세계를 이루기 위해 기존의 전통이나 관례에서 벗어나 그 천재성을 여실히 발휘했기 때문일 것이다. 그는 당시 누구도 엄두를 낼 수 없었던, 아니 당시뿐만 아니라 오늘날에도 쉽지 않을 과감한 상상의 나래를 폈다.

그의 작품을 제대로 이해하는 것은 수수께끼를 푸는 것처럼 매우 어렵다. 그런 생각이 들면 차라리 순수한 감상자의 입장에서 그가 펼쳐놓은 상상의 세계를 따라가는 것도 좋을 것 같다. 여행에서 얻는 추억은 온전히 자기의 것이 되니까.

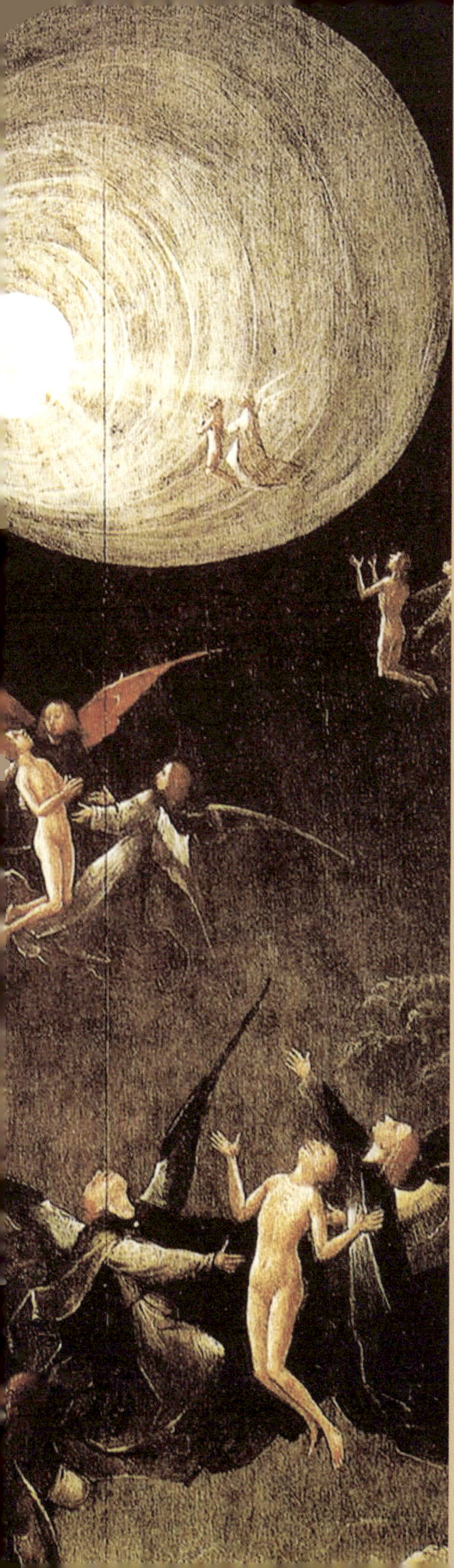

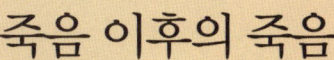

5

죽음 이후의 죽음

사후의 생, 사후의 자기

 살아 있는 사람이 죽은 후의 자기에 대해 생각한다는 것은 다소 불안한 느낌이 들 수 있다. 또 죽는 것을 섭섭하게 생각하는 사람이 일반적이지만 시원스럽게 생각할 수도 있다. 저자가 앞으로 기술하려는 사후의 자기라는 의미는 전통적인 의미에서의 사후의 생生과는 다른 것이다. 죽은 후의 평가 및 영향 등과 같이 사람이 사후에 후세에 남기는 것에 대한 스스로의 관심을 말한다.

 많은 사람들이 사후의 자기를 추상推想함으로써 죽음에 대한 절망적인 생각에서 벗어날 수 있다. 사후의 자기에 대해 생각하는 것은 생존하면서 죽음을 경험하는 한 수단이 될 수도 있기 때문이다. 이 수단으로 사후의 자기를 연상하면서 비판한다는 것은 살아 있음에 의미를 부여하고 미래의 자기를 자기 스스로 다스릴 수 있는 방법의 하나가 된다.

 자기의 죽음은 스스로 경험할 수 없으며 다른 이에 의해서 경험되기 때문에 모든 사람은 죽은 후 얼마간의 기간은 주위 사람들의 마음속에 추억과 더불어 계속 살아가게 된다. 대개는 그 범위가 자신의 직계가족 두 세대로서 약 20명 전후의 사람들의 마음속에 남아 삶을 같이한다.

사후에도 살고 싶다는 인간의 욕망은 감상적인 것에서부터 신앙적인 것에 이르기까지 헤아릴 수 없이 많아 '사후의 생' 이라는 문제는 현대를 사는 모든 이에게 심각한 논의의 대상이다.

그러나 여기서 기술하려는 '사후의 자기' 는 그러한 광범위하고 추상적인 것이 아니라 현실적인 것이다. 즉 자기가 죽은 후에 후세에게 무엇이 전해질 것인가에 관한 문제이다. 이러한 문제는 현실의 삶에 크게 영향을 미칠 수 있기 때문에 중요하다.

사람은 자식을 갖기를 원한다. 그것도 대를 이어갈 남자를 원한다. 그 자손을 위해 유산을 남기고 생명보험을 들기도 한다. 또 자기의 존재를 나타낼 수 있는 작품이나 업적을 남기고 싶어하는 사람도 있다. 이 모두가 다른 이의 마음속에 자신을 남기고 싶어하기 때문이다. 그래서 사람은 자신에 대한 평가나 업적 등에 관심을 기울인다.

그러나 사후에 좋은 평가를 받기 위한 의식적인 행동은 의미가 없다. 이러한 삶의 태도는 평소의 생각과 일상생활 속에서 스며나와야 한다. 즉 우리는 사후의 자기를 인식하면, 사후의 자기가 사람들에 의해 어떻게 평가될 것인가를 인식하면, 살아가는 데 있어 크나큰 채찍질로 작용할 것이 분명하다.

우리는 전통적으로 현세에는 한 많은 미련을 남기기 마련이고 그 남겨진 미련은 살아남은 사람들 속에 남는다고 생각해왔다. 즉 기독교는 사자死者와 생자生者를 명확히 구분하여 단절적으로 생각하는 데 비해서 우리의 전통적인 생각은 이 세상에 남기는 사자의 미련과 사자에 대한 생자의 미련 속에서 산 사람과 죽은 사람의 대화가 이루어진다고 여기는 것이다.

이렇게 불명료한 생과 사 사이의 경계에서 마음의 위로를 찾으려는 것이 우리는 전통적으로 그러나 서구 사회에서는 의식과 무의식의 경계를 명확히 하기 때문에 사자에 대한 제사나 무조건적인 숭배 같은 것은 찾아볼 수 없다.

사람처럼 종교, 철학, 예술, 저술 등에도 운명이 있는 것 같다. 이러한 것들이 적절한 시기에 많은 사람의 공감을 받고 높이 평가되면 그러한 것을 남긴 사람은 사라지지 않고 같이 숨 쉬며 영원히 사랑받을 수 있다.

사후의 자기에 대한 평가는 생존의 자기가 그대로 반영된 것이다. 여기에는 허식이 없고 과장이 통하지 않기 때문에 인간은 사후의 자기를 특별히 의식할 필요는 없다. 그러나 위대한 업적, 걸작, 명작 등은 생존 시보다 사후에 더 빛나고 가치를 발휘한다는 것을 우리는 역사를 통해 배워왔다.

미라에 담긴 영생과 부활의 믿음

인간의 시체를 영구 보존하여 숭배의 대상으로 삼은 것은 인류 역사가 시작되면서부터였다. 아주 먼 옛날부터 사람들은 시체에 깊은 의미를 부여하며 보존 기술을 개발해왔다. 그중 으뜸가는 사례가 이집트의 미라일 것이다. 미라를 과학의 눈으로 살펴보면 그 제조 방법에는 놀라울 정도로 고도의 기술이 사용되었다.

이집트 문명은 고왕국, 중왕국, 신왕국으로 나뉜다. 미라는 고왕국 시대부터 만들어졌던 것으로 보인다. 이때는 천으로 감싸서 매장한 시체가 건조해서 자연스럽게 미라가 만들어지는 정도에 불과했다. 본격적으로 미라를 만들게 된 것은 중왕국 시대부터이고, 신왕국 시대에는 그 기술이 절정에 달했다. 초기에는 죽어서 시체를 미라로 남기는 것은 신분이 높은 사람에 한정되었지만, 기술적으로 정점에 달한 신왕국 시대에는 왕족은 물론 귀족과 일반 서민들까지 미라로 만들었다. 미라 제조를 전문으로 하는 기능사들도 나타났다.

미라는 기본적으로 내장을 제거하고 건조시켜서 부패를 방지하는데, 가격에 따라 등급이 결정되었다. 가장 높은 등급은 가늘고 긴 금속 막대기를 콧구멍에 찔러넣어 신중하게 뇌수를 긁어내고, 내장은 옆구리를 10센티미터 정도 절개한 후 손을 넣어 꺼냈다. 몸속은 방부 처리를 하고, 꺼낸 내장은 카노푸스라고 하는 단지에 넣어 보관했다. 미라가 완성되면 이 내장을 담은 단지도 함께 매장했다.

반면 낮은 등급으로 갈수록 정성스럽게 내장을 꺼내는 수고가 줄어들었다. 시체의 항문으로 기름을 주입하여 내장을 녹여 꺼내기도 하고, 가장 낮은 등급에서는 설사약으로 장 속을 세척하기만 하는 경우도 있었던 듯하다.

그런데 높은 등급의 미라든 낮은 등급의 미라든 심장만은 체내에 남겨두었다. 이집트인은 저 세상에서 심판을 받을 때 심장을 저울질하게 된다고 믿었기 때문이다. 저승의 왕 오시리스가 심장의 무게를 재서 그 사람의 살아온 인생을 판단한다는 것이다.

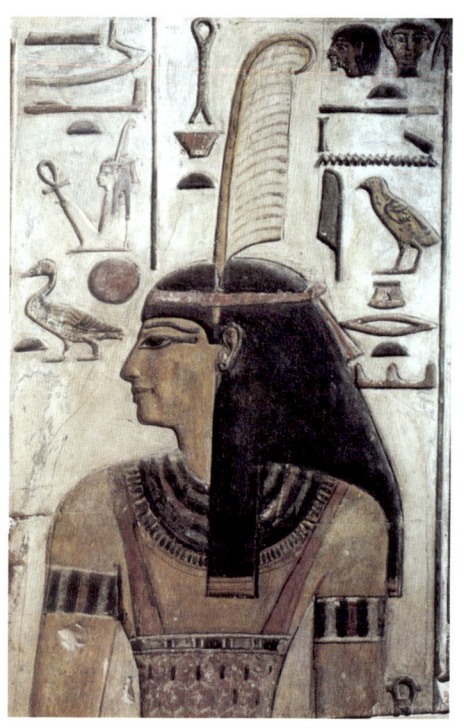

마트 여신, 피렌체 고고학박물관

저울의 한쪽에는 죽은 이의 심장을 놓고 반대쪽에는 마트^Maat 여신의 머리 장식용 타조 깃털을 놓아 무게를 비교했는데, 만약 심장이 무거우면 추악한 죄가 있다는 증거였고 균형을 이루면 무죄라고 믿었다. 이렇게 해서 저승에서 영원한 생명을 부여받아 내세를 보장받았다.

마트 여신은 오늘날 법의관을 상징하기도 한다.

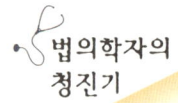

{새튼이라는 이름의 미라}

우리는 '미라'라고 하면 흔히 이집트의 미라를 떠올린다. 그러나 이집트의 미라만 유명한 것이 아니다. 우리나라에도 유명한 미라의 전설이 있다.

새튼이(일명 '명도' 또는 '태자혼太子魂')라고 불리는 미라가 있는데, 그것이 만들어지게 된 사연은 다음과 같다.

옛날에는 일부종사라는 개념 때문에 부부가 이혼한다는 것은 상상도 못할 일이었다. 그래서 종종 부인이 도망치는 경우가 있었다. 산모가 갓난아이를 버리고 도망치는 일도 있었는데, 그렇게 되면 아이를 기르기가 쉬운 일이 아니었다. 요즘에는 인공 영양식이나 우유 등 대체품이 많아 별 문제가 없지만, 옛날에는 모유만이 아이를 살리는 유일한 음식이었다. 아무리 아버지가 정성을 다해도 갓난아이는 점점 허약해졌고 마침내 영양실조로 바싹 마른 상태에서 사망하고 말았다.

아버지는 피골이 상접할 정도로 여윈 아이의 시체를 부둥켜안고 통곡하다가 아이의 넋이라도 위로해주어야겠다고 생각하고 아내를 찾아 나섰다. 지금 같으면 교통수단이 좋아서 별 문제가 없겠지만, 당시는 걸어서 다녀야 했다. 어디 있는지도 모르는 아내를 찾아 집을 나선 남편은 가진 돈이 떨어지자 소금 장사를 시작했다.

소금상자 밑바닥에 아이의 시체를 넣을 칸을 만들고 그 위에 소금을 넣은 후 이것을 걸머지고 방방곡곡을 돌아다녔다. 이렇게 다니다보면 소금이 아이의 몸에 남은 수분을 빨아들여 아이의 시체는 더욱 바싹 마르고 급기야 미라의 형태로 변했다.

이 같은 현상을 보고 당시 사람들은, 어린 것이 얼마나 어머니의 정이 그리웠으면 죽어서나마 어머니를 만나려고 썩지도 않고 남아 있나 생각해서 그 귀신을 '새튼이'라고 불렀다. 새튼이는 지방에 따라서 '명도' 또는 '태자혼' 등으로 부르기도 했다.

새튼이 미라를 지고 다니던 남편이 마침내 아내를 찾아내서 아이가 죽었다는 사실을 말한 다음 소금상자에서 아이의 시체, 즉 새튼이 미라를 꺼내 아내에게 던지자 아내가 그 자리에서 급사急死했다고 한다. 따라서 새튼이는 무서울 정도로 총명하고 불가능한 것이 없는 전지전능한 어린아이의 귀신으로 전해지고 있다.

지금에 와서 이것을 의학적으로 해석해보면, 보기 싫어 버리고 도망친 남편이 자기 앞에 나타난 사실만으로도 공포스러운데, 하물며 자기가 도망쳤기 때문에 아이가 죽은 데다 그 시체까지 가져와 눈앞에 내던지면 아무리 강심장을 가진 여인이라도 쇼크를 일으키지 않을 수 없었을 것이다. 그 여인이 신경성 쇼크로 사망했으리라는 것은 능히 짐작할 수 있는 일이다.

그러나 당시 사람들은 이러한 현상이 새튼이의 혼이 존재하기 때문에 일어나는 것으로 믿었다. 지금도 새튼이 귀신을 섬기는 지방이 있다고 한다. 무당들 가운데도 새튼이 무당이 있으며, 이 무당은 사람들이 있는 데서 새튼이와 대화한다고 한다.

살아 있는 모습으로 영원히 잠들다

중국 베이징의 천안문 광장에는 마오쩌둥毛澤東의 기념당이 있으며 그 안에는 그의 시체가 안치되어 일반인에게 공개되고 있다. 마오쩌둥이 사망한 때는 1976년. 이미 30년 이상이 지났지만 지금까지도 마오쩌둥의 시체가 보존되어 있다. 그러나 그 보존 기술이 서툴러서 지금은 손상이 제법 심해졌다는 이야기도 있다.

마오쩌둥의 주치의가 폭로한 책을 보면, 시체 보존을 위해 포름알데히드라는 고정액을 다량 체내에 주입했다고 한다. 그런데 지나치게 많이 주입한 탓에 마오쩌둥의 몸이 부풀어올라 옷의 단추를 끼울 수 없을 정도였다. 그래서 시체 손상이 심해졌을 때를 대비해 밀랍 인형까지 준비했다고 한다.

반면 레닌의 시체는 방부 처리가 된 채로 80년이 지난 지금까지 크렘린 영묘에 잘 모셔져 있다. 그의 시체는 누구나 관람할 수 있는데, 1주일에 두 번 얼굴에 방부용 연고를 바르고, 국가 기념물로서 최고의 대접을 받는다. 매년 혹은 한 해 걸러 특별한 연구소로 운반되어 2주 동안 세척과 주사를 받고 옷과 넥타이도 새 것으로 갈아입는다고 한다.

예전에는 레닌의 시체 옆에 스탈린의 시체도 나란히 안치되어 있었는데, 스탈린 비판 때 스탈린만 꺼내 화장해서 다른 묘소로 옮겼다고 한다. 레닌의 시체에도 같은 운명이 기다리고 있을지 모른다. 소련의 공산당 체제 붕괴로 레닌 묘 철거에 대한 논란이 거세지고 있기 때문이다.

옐친 전 러시아 대통령은 레닌의 시체를 모친이 잠든 상트페테르부르크의 볼프 묘지에 매장할 방침을 분명히 하고 있었다고 한다. 러시아 생물구조센터의 시체 방부 처리 기술자들은 전문가여서 이들의 도움을 받아 체코슬로바키아의 옛 지도자 클레멘트 고트발트도 그렇고, 하노이에 정장해서 안치되어 있는 호치민, 북한의 김일성도 대체로 비슷하게 보존되어 있다. 다행히 이러한 방부 처리를 받은 시신들은 초상과 거의 다름없이 후대를 위해 전시되어 있지만 이미 죽었고 두 번 다시 이 세상으로 되돌아올 수는 없다. 이렇듯 시체를 보존하여 고인의 공적을 길이 빛내려 한 것은 모두가 그를 추종하던 후임자들에 의해서 이루어진 것이다.

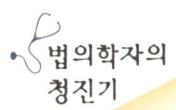

{혁명가 마라와 그림으로 미화된 죽음}

프랑스의 화가 다비드Jacques Louis David(1748~1825)는 고인의 공적을 그림으로 남겨 높이 평가했다.

프랑스혁명이 한창인 때 한 혁명 지도자가 여성에 의해 살해되는 사건이 벌어졌다. 살해자도 혁명의 추종자였는데 혁명이 지나치게 폭력적으로 변하고 가혹한 살해로 치닫자 이를 막기 위해 혁명 지도자를 살해한 것이었다.

당시 이 사건의 내용을 담은 그림이 있어, 그림의 배경을 살펴보고 법의학적 해석을 해보았다.

다비드는 프랑스혁명의 추종 세력으로서 혁명 당시 공안위원회의 14명의 위원 중 한 사람으로 활약했다. 그는 예술가 중에서 자신의 예술적 재능을 반동적인 목적에 사용하는 자들을 사형에 처하는 법을 제안했으며 프로파간다 역할을 맡기도 했다. 또 혁명 순교자들의 초상을 그림으로 제작하여 혁명의 역사적 기록을 남기는 역할을 했다.

다비드가 〈마라의 죽음〉(1793)을 그릴 것을 국민공회(지금의 국회에 해당)로부터 위촉받은 것은 마라라는 혁명가가 살해되는 사건이 있은 다음날인 7월 14일이었다.

그림에서 욕조에 비스듬히 누운 채로 죽은 사람은 혁명가 마라Jean-Paul Marat이다. 마라는 유명한 의사였다. 혁명이 일어나기 전까지 그는 마찰기전기摩擦起電器라는 것을 고안하여 동통이나 마비된 근육을 치료하는 방법에 대한 논문을 발표했으며 발육 부족인 어린이들의 골아세포를 자극하는 전기치료법으로 성장을 촉진시킬 수 있다는 것을 제창하여 파리 아카데미에서 학술상을 받는 등의 활동을 한 저명한 의사였다. 그러다 부패한 사회를 보다 못하고 혁명에 뛰어들어 주역의 한 사람으로 활동했다.

그림에서 그의 왼손에는 어느 여성에게서 받은 편지가, 그리고 욕조 밖으로 나와 있는 오른손에는 펜이 들려 있다. 그 펜으로 방금 쓴 것으로 보이는 편지가 탁자 위에 놓여 있고 편지 위에는 당시에 화폐처럼 통용되었던 혁명 공채가 놓여 있다.

고개를 옆으로 한 채 숨진 그의 가슴에는 칼에 찔린 상처가 보이고, 여기서 흘린 피가 사방에 묻어 있다. 바로 그 밑에는 그를 살해하는 데 사용한 비수가 떨어져 있다. 탁자에는 화가의 사인과 함께 '마라에게 다비드가'라고 쓰여 있다.

혁명가 마라는 왜 살해되었을까? 1791년 5월 그는 반혁명자 5만 명의 목을 쳐야 한다고 요구했고, 그 다음해에는 20만 명의 목을 요구했다가 거꾸로 고발당하기도 했다. 실제로 1792년 9월에는 전국의 왕당파 3,000명이 한꺼번에 처형되는 등 혁명의 적들에 대한 처형은 계속되었으며 마라가 바로 그 주동자였다. 이렇게 끔찍한 유혈극이 계속되자 이를 참다못한 샤를로트 코르데Charlotte Corday라는 25세의 시골 처녀가 마라를 살해한 것이다. 코르데는 원래 귀족 가문 출신이었지만 왕정을 반대하고 고대 로마와 스파르타의 공화정을 꿈꾼 공화주의자였다.

그러나 이 열렬한 공화주의자도 자코뱅당의 급진 과격주의는 반대했다. 그래서 과격한 자코뱅당의 선동자가 바로 마라라는 것을 알고 유혈극을 막기 위해서는 마라를 제거해야겠다고 결심하게 되었다.

살해 현장에서 체포된 그녀에게 "왜 마라를 죽였는가?"라고 묻자 그녀는 "조국을 구하기 위해 나의 몸을 바쳤을 뿐이다"라고 대답했다.

혁명가 마라와 화가 다비드는 혁명 동지이자 친구 사이였다. 마라가 살해되기 며칠 전에도 다비드는 마라를 방문했다. 그때 마라는 심한 피부병으로 고생하며 출근도 하지 못하고 욕조 안에서 집무를 보고 있었다.

화가가 국민공회로부터 그림을 위촉받고 마라의 시체를 보러 갔을 때 시체는 침대에 옮겨져 있었으며 방부 처리embalming가 끝나 있었다. 시체의 방부 처리를 위해서는 심장을 비롯한 시체의 모든 내장을 제거한 뒤 방부액을 주입하고 시체는 깨끗하게

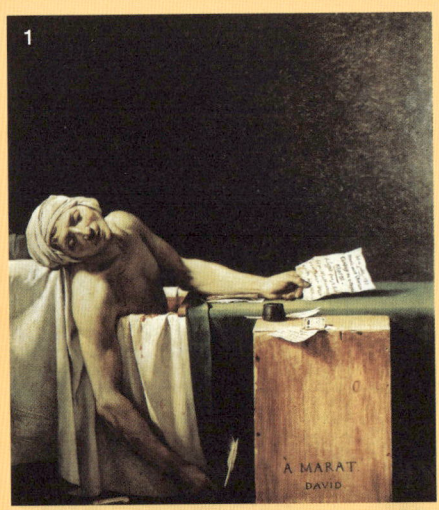

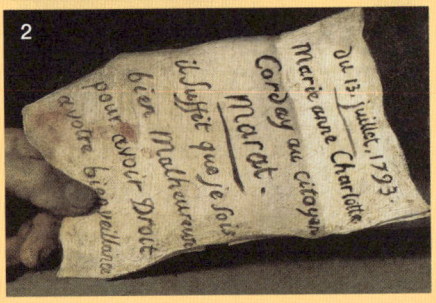

1 다비드 작, 〈마라의 죽음〉, 1793, 벨기에 왕립미술 박물관
2 그림 1의 손에 쥔 편지의 확대

단장한다. 다비드가 시체를 만져보니 전신에는 시강屍剛이 나타나 있었다고 한다.

화가이자 혁명가인 다비드가 노린 것은 '반혁명자들이여! 그대들이 마라를 죽였어도 그가 만든 공화국의 헌법은 아직도 살아 있노라!'라는 메시지였다. 마라가 죽을 때 남긴 것은 몇 장의 혁명 공채뿐이었는데, 그마저도 어떤 전쟁미망인에게 줄 예정이었다. 마라의 청렴결백함과 국민에 대한 사랑을 보여주는 좋은 예였다. 그래서 화가는 이를 그림으로 그릴 때 마라의 죽음을 돋보이게 하기 위해 실제로는 탁자 위에 있지 않았던 공채와 편지를 그려 넣었다. 그 편지의 내용은 다음과 같다.

'이 공채를 조국을 수호하다 죽은 병사의 아내이자 다섯 아이의 어머니에게 전해 주시오.'

또 죽은 마라의 손에 쥐여져 있는 편지는 코르데가 마라와 접촉하기 위해 쓴 두 번째 편지라고 하며 그 편지에는 다음과 같이 적혀 있었다.

"오늘 아침에도 당신에게 편지를 보낸 사람입니다. 마라 씨! 저의 편지를 받으셨나요? 받으셨다면, 제가 잠깐만 뵈어도 될까요? 이 일이 얼마나 재미있을까 생각하셔서 제 청을 거절하지 마시기 바랍니다. 제 불행한 처지는 당신의 보호를 받을 만하다고 봅니다……."

즉 이것을 이용해 국민들에게 '불행한 자의 호소를 저버리지 못해 호의로 만나준 마라를 죽였다'고 알림으로써 호의를 살인의 기회로 삼은 간악함을 드러내 보이기 위함이었다.

시체를 이용한 정치극은 역사에 별로 좋지 않은 전례를 남긴다. 시체를 영구 보존한 레닌, 모택동, 김일성 등은 통치자의 위대성을 영구적으로 보존하려는 생각에서 그렇게 했다. 다비드는 마라의 시체를 영구 보존하는 대신 그림으로 영원히 남김으로써 공화국의 이상과 애국주의가 왕당파에 맞서 혁명과 조국을 수호해야 했던 프랑스 국민의 정신을 강조하고 혁명은 영웅을 낳고, 영웅은 자신을 죽임으로써 혁명의 이념을 살리기 위해 희생했다는 것을 시사한다.

그리하여 화가는 마라를 살해한 여성을 절대 악으로 매도해버렸다. 그러나 과연 진리를 대변한 것은 누구이겠는가? 수만 명의 목을 요구했던 마라와 이 피비린내 나는 유혈극에 종지부를 찍으려 자기 몸을 내던진 코르데 중에서. 실제로 로베스피에르가 실각한 후에 이 여성이 도리어 영웅이 되었다고 한다.

재판을 받는 도중에 그녀는 재판장에게 화가를 불러 자기의 초상화를 그려줄 것을 요구했으며 그때 그린 그녀의 초상화는 베르사유 미술관에 남아 있다. 그녀는 사형장에 끌려가서도 초연했으며 군중들에게 인사하고 무엇인가를 말하려 했으나 형 집행인이 이를 제지하자 스스로 단두대 위에 목을 올려놓았다. 그녀는 미소를 지었고 목이 떨어져 바구니에 담겨졌다. 피가 뚝뚝 떨어지는 머리를 들어 사람들에게 보여줄 때 그녀의 얼굴에는 미소가 그대로 남아 있었다고 한다.

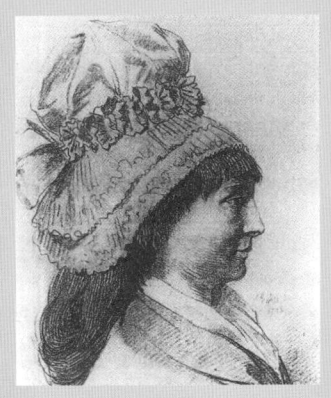

샤를로트 코르데의 초상화, 베르사유 미술관

엠발밍 복원 성형 기술

　엠발밍embalming이란, 시체를 생전의 모습을 유지하며 부패하지 않도록 방부 처리를 하는 것으로, 말하자면 '깨끗한 시체'를 만드는 최신기술이다. 이 기술은 미국에서 남북전쟁 무렵부터 시작되었는데, 전사자의 시체를 처리하기 위해서였다. 지금 미국에서는 일반 장례식에서도 엠발밍 처리가 당연시되고 있다.

　엠발밍은 이제까지 해왔던 시체 화장과는 다르다. 단순히 고인의 얼굴에 화장을 할 뿐만 아니라 새로운 조형도 더해지는데, 경우에 따라서는 꽤 대담하게 처리하여 특수 분장에 가까운 작업을 하는 일도 있다.

　엠발밍 회사의 처치실로 운반된 시체는 먼저 전신을 세척하면서 미용실에서 해주듯이 머리도 감기고 곱게 매만져준다. 세척이 끝나면 방부 처리 작업에 착수하는데, 붉은색의 엠발밍 액을 동맥으로 주입하고, 동시에 정맥으로부터 전신의 혈액을 빼낸다. 엠발밍 액은 체내의 굳어진

피를 녹이면서 혈액을 몸 밖으로 씻어내려 보낸다. 포르말린이 베이스가 되어 있기 때문에 혈액과 바꿈으로써 방부 효과도 얻을 수 있다.

엠발밍 액이 체내에 스며들어감에 따라 창백하고 혈색이 없던 시체가 희미하게 붉은 기를 띠며 마치 살아 있는 것처럼 윤기가 돌게 된다. 액에 함유된 붉은 색소가 시체의 피부에 생기를 주는 것이다. 얼굴 처리는 입을 정돈하고 눈에는 아이 캡이라고 하는 셀룰로이드를 끼우는데, 이것은 콘택트렌즈 모양으로 눈동자 위에 덮고 눈을 감으면 움푹 꺼진 눈이 볼록해져서 마치 눈을 감고 자는 것처럼 보인다. 그런 다음 콧구멍에 탈지면을 쑤셔넣으면 대충 작업은 완료된다.

마지막으로 흰 수의를 입혀 장례식장으로 운반한다. 이것이 일반적인 작업인데, 시체의 손상이 심할 때는 상처를 봉합해서 밖에서 보이지 않도록 테이프를 붙이는 등의 복원 성형 작업을 한다. 얼굴이 뭉개져도 사진만 있으면 실리콘 소재의 특수 왁스로 코와 입 등을 조형하고 입 속을 메우거나 해서 고인의 얼굴을 재현한다. 사진이 없는 경우라도 골격으로 판단하여 얼굴을 만들어가는 것이 가능하다고 한다.

여기까지 하면 시체는 마치 조용히 자고 있는 듯이 보인다. 죽음의 그림자를 느끼지 못하게 하는 것이다. 장례식은 인생 최후의 공식 무대이다. 적어도 마지막은 깨끗한 모습으로 모두가 보내주었으면 좋겠다는 생각을 실현해주는 것이 엠발밍 시체 처리 기술이다.

우리는 지구촌에 산다

세계 각 나라마다 풍습, 전통, 습관 등이 다르듯이 사람의 사망 시 시체 처리와 안장 방법도 다르다. 또 같은 나라라 할지라도 지역에 따라 화장, 매장, 수장 등 여러 가지가 있다. 화장 후 뼈를 가루로 만들어 강물 또는 공중에 뿌리는 경우도 있다.

서방 국가에서는 사람이 사망하면 앞에서 말한 엠발밍 처리로 시체 얼굴을 생존 시처럼 곱게 화장을 하고 얼굴에 해당하는 부분에는 유리 덮개가 달린 관에 넣어 가족 묘지에 안장한다.

그래서 미국이나 유럽에서는 자격을 구비한 장의사 funeral officer에게만 엠발밍을 허용하고 있다. 장의사 자격을 얻기 위해서는 2년간 장의학교 funeral school 과정을 거친 후 시험에 합격해야 한다.

그렇기 때문에 미국이나 유럽의 장의사는 우리나라의 장의사와는 다르고 다루는 업무도 질적으로 차이가 있다.

재미있는 것은 장의사의 영업이 잘되는지의 여부는 방부술에 달려 있다고 한다. 즉 방부 처리를 할 때 사용하는 방부액의 효과가 좋아 시체가 썩지 않고 냄새가 향기로우면서도 피부 등이 건조하지 않고 자연색을 유지해야 한다. 그렇기 때문에 각 장의사마다 자기네가 사용하는 방부액의 처방을 비밀로 하고 있으며 어떤 장의사의 경우에는 代를 이어 내려오는 비밀 처방이 있다고 한다. 숙련되고 기술이 좋은 장의사가 방부 처리한 시체는 마치 잠든 사람이 누워 있는 것으로 착각할 정도이다.

미국이나 유럽에서는 부검 시 절개선을 Y자형으로 넣어 목과 가슴에 그 절개선이 보이지 않게 해야 하며 특히 여성의 경우는 가슴이 보이는 옷을 입히는 경우가 많으므로 유방 밑으로 절개선을 내야 하는 것이 원칙이다. 따라서 해부하기가 매우 조심스럽고 또 힘이 든다. 반면 우리나라의 경우는 이러한 가족묘가 없고 방부 보존을 할 필요가 없기 때문에 부검 시 정중절개正中切開를 하므로 작업이 쉽고 편리하다.

그럼에도 불구하고 미국이나 유럽에서 공부하고 돌아온 의사들은 부검 시 Y자 절개를 한다. 또 이것을 본 다른 의사들은 Y자 절개를 넣어야 하는 것으로 생각하고 이에 따른다. 이러한 현상은 미국이나 유럽 식이라면 무조건 좋은 것으로 생각하고 따르는 무분별한 도입 행위의 하나이다. 따라서 우리나라에서 행하는 부검은 편리한 정중절개를 하는 것이 바람직하다.

방부액을 넣는 방법도 양쪽 액와부, 즉 겨드랑이에 절개를 가하여 액와 동맥을 노출시켜 방부액을 주입하거나 또는 서혜부를 절개하여 대퇴혈관에 주입하는 방법 등 여러 가지가 있다. 또 이렇게 절개한 부위는 방부액 주입이 끝나면 다시 봉합을 한다.

요즘 우리나라 사람들의 외국 나들이가 많아지고 그에 따라 여행 도중 또는 현지에서 근무 중에 사망하는 경우가 늘고 있다. 이럴 때 현지에서는 곧 장의사에게 연락하여 시체 방부 보존을 하게 된다. 특히 사인을 둘러싸고 어떤 의혹이 있는 경우 시체는 국내로 운반되어 검시를 다시 받게 된다.

우리나라에서는 시체 방부 보존에 대한 이해의 폭이 넓지 않아 시체를 본 가족들은 겨드랑이, 사타구니 등에 칼을 맞은 자국이 있고 이것이 꿰매어져 있다고 생각하게 되며 심지어는 이를 검시한 의사들도 절창切創이 겨드랑이, 사타구니 등에 있는 것으로 보고 자살이나 사고사 같지는 않다는 의견을 말하여 유족들의 의혹을 부채질하는 경우가 있다.

몇 년 전, 의문의 죽음을 당한 한 외교관의 시체를 국내로 들여와 다시 검시한 적이 있다. 그때 처음 시체를 검시한 의사가, 방부 보존을 위해 절개하느라 생긴 자국을 다른 사람이 가해한 흔적으로 해석하여 결론을 이상한 방향으로 끌고 가려는 것을 보았다. 또 해외 취업 중인 근무자가 작업 중에 사고로 사망하거나, 사소한 일로 동료들과 말다툼하다 뺨을 한 대 맞거나 주먹으로 가슴을 한 번 맞았을 뿐인데 사망하는 경우도 있다. 이런 예상하지 못했던 갑작스러운 죽음을 당하는 경우에도 현지에서는 역시 시체를 방부 처리한다.

뜻밖의 죽음에 의문을 품은 유족들은 시체를 운송해오고 당국에 진정하여 그 사인을 정확히 구명해줄 것을 요구한다. 이때 방부 처리에 대한 경험이 부족한 의사가 검시하게 되면 앞에서 이야기한 것처럼 문제가 매우 복잡해진다.

수년 전, 사우디아라비아에서 건설 노동자로 일하던 한 전기 기술자가 현지에서 어떤 일로 동료 기사와 말다툼하다 복부와 가슴을 몇 번 구타당하고 사망한 사건이 발생했다. 유족들은 시체를 우리나라로 가져와 친척 의사에게 검시를 부탁했다. 부탁을 받은 의사는 시체를 검시한 후에 당황한 나머지 내게 전화를 걸어왔다.

내용인즉, 시체의 양쪽 겨드랑이와 왼쪽 대퇴부 전면에 길이 약 20센티미터의 절창이 3개 있는데 모두 봉합되어 있고 시체의 다른 부위에는 아무런 손상이 없다는 것이었다. 사건의 내용은 다른 사람과 싸울 때 가슴과 복부를 주먹으로 얻어맞았다는데 실제로 보니 예리한 날이 달린 흉기로 가해하여 사망한 것으로 해석되며 그 부위의 봉합을 제거하고 검사해보았더니 혈관의 손상은 없는데 이런 경우의 사인은 어떻게 하면 좋은가 하는 질문이었다.

이에 저자는, 그 손상은 시체의 방부 보존을 위해 절개한 흔적이며, 생존 당시 얻어맞은 손상은 아닐 것이라고 설명해주었다.

이제는 지구가 한 동네가 되었다. 지구 저쪽에서 실시하는 방부 처리를 지구 이쪽에서 올바르게 해석해야 하는, 바야흐로 지구촌에 우리가 살고 있음을 실감나게 한 사건이었다.

현대인의 영생을 향한 소망

　인체 냉동보존술cryonics이란 미래에 발달될 의료 기술로 소생할 수 있다는 것을 기대하고, 사람의 시체를 영하 196도의 액체질소에 냉동 보존하는 기술을 말한다. 불치의 병에 걸렸거나 자신의 생명을 연장하기를 바라는 사람들이 의학이 훨씬 발달할 먼 미래에 부활할 것을 꿈꾸며 냉동 상태에 들어가는 것이다. 즉 인간의 기억, 성격, 의식 및 정체성은 뇌를 기반으로 하는 것이어서 지금 상태로는 완전 복구하여 소생하는 것이 불가능하나 장차는 가능해질 수 있다는 것을 전제로 한다.
　동면과 유사하면서도 훨씬 온도가 낮은 상태로 보존하는 냉동보존술은 생각보다 역사가 길다. 인간의 몸 전체를 냉동한 것은 아니지만, 남성의 정자를 냉동 상태에서 보관한 후에 여성의 난자와 수정시키는 기술은 1950년대부터 가능해졌다.
　냉동인간에 관한 이론을 처음으로 주장한 사람은 미국의 에팅거 교수이다. 그는 1964년에 인간을 냉동시켜서 보존한 후에 해동하면 되살릴 수 있다고 학계에 발표해서 큰 이목을 끌었다. 1967년에는 냉동인간이 세계 최초로 탄생했는데, 75세에 신장암 진단을 받았던 미국의 심리학자 베드퍼드 박사가 자신의 희망에 따라 사망 직전에 냉동 상태에 들어가게 된 것이다.

이론적인 가능성 여부를 떠나서 아직까지 인간을 냉동시켰다가 되살리는 데 성공한 예는 없다. 하지만 냉동인간을 원하는 사람들이 적지 않다. 현재 냉동인간 사업을 하는 곳은 미국 애리조나 주에 위치한 알코어 생명연장재단ALCOR Life Extension Foundation으로, 이미 수십 명이 장래를 기약하며 캡슐에 냉동 상태로 잠들어 있고, 계약자만 400명에 가까운 것으로 알려져 있다. 냉동인간이 되기 위해서는 적지 않은 비용을 지불해야 하며, 계약자의 신원은 철저히 비밀에 부쳐지지만 사회 저명인사들도 여럿 포함되어 있다고 한다.

알코어는 1972년부터 업무를 시작했는데 고객이 사망하면 즉시 시신을 얼음통에 넣고, 산소 부족으로 뇌가 손상되는 것을 방지하기 위해 심폐소생기를 사용하여 호흡과 혈액 순환 기능을 유지하면서 혈액을 뽑아내고 정맥주사를 놓아 세포의 부패를 방지하고는 시체를 애리조나 주의 알코어 본부로 이송한다. 시신의 가슴을 절개하고 늑골을 분리한 다음 기계로 남아 있는 혈액을 모두 뽑아내고 그 자리에는 특수 액체를 집어넣어 기관이 손상되지 않도록 한다.

시체를 냉동보존실로 옮긴 다음에는 특수 액체를 부동액으로 바꾼다. 부동액은 세포가 냉동되는 과정에서 발생하는 부작용을 감소시킨다. 며

칠 뒤 시체를 영하 196도로 급속 냉각한다. 이제 시체는 탱크에 보관된 채 냉동인간이 된다.

인체 냉동보존술이 성공하려면 두 가지 기술이 필요하다. 하나는 뇌를 냉동 상태에서 제대로 보존하는 기술이고, 다른 하나는 해동한 후에 뇌세포를 복구하는 기술이다. 뇌의 보존은 저온생물학, 뇌세포의 복구는 나노 기술과 관련되는데, 요컨대 인체 냉동보존술은 저온생물학과 나노 기술이 발달하여 결합할 때 비로소 실현 가능한 기술이라는 것이다.

이 방면의 연구자들은 2030년쯤 세포를 수리하는 나노로봇이 개발될 것으로 예상하고 2040년쯤에는 냉동 보존에 의해 소생한 최초의 인간이 나타날 가능성을 목표로 삼고 연구를 계속하고 있다. 그러나 뇌세포를 복구해도 이미 소실된 기억을 다시 살려내는 일이 쉽지 않을 것이라는 의견도 만만치 않다.

그런데 냉동보존술의 가능성을 엿보게 하는 사건이 있었다. 2001년 2월 말에 캐나다에서 13개월 된 아기가 기저귀만 찬 채로 엄마를 찾아 집 밖으로 나갔다가 영하 24도의 눈밭에서 동사했다. 이 아기가 발견됐을 때는 심장이 멈춘 지 2시간이 지났고 체온이 16도에 불과했다. 의료진은 사망했다고 진단할 수밖에 없었는데, 담요를 덮어주고 얼마 지나서 놀랍게도 아기의 심장이 다시 뛰기 시작했다. 뇌 손상도 없었다고 한다.

또 독일에서 의학적으로 엄격히 관리되는 조건에서 냉동되어 일단 사망 상태가 됐다가 40분 후에 해동하는 실험을 실시했는데 실험 결과 4명 중 3명은 살아났고 1명은 영영 깨어나지 못했다.

생존자 중 1명은 아무것도 기억하지 못했다. 나머지 2명은 러시아의 여성 과학자와 프랑스의 정신과 의사였는데 이들은 사후의 경험담을 이야기했으나 흥미롭게도 그 내용이 달랐다.

프랑스의 정신과 의사는 악몽을 이야기했고, 러시아의 여성 과학자는 아름답고 즐겁고 편안한 상태를 이야기했다. 이 여성은 친척들도 만났는데 매우 사랑스럽고 자신을 잘 돌봐주는 느낌을 받았다고 했다.

냉동인간을 살려내는 데 있어 가장 큰 문제점은 얼렸던 딸기를 해동해보면 곧바로 알 수 있다. 냉동 과정에서 각 세포 내에 들어 있던 수분이 팽창하여 결정화되며 세포막을 파괴한다. 따라서 딸기를 해동하면 세포 내의 끈적끈적한 물질들이 흘러나와 딸기는 흐물흐물한 죽 같은 상태로 변한다. 냉동인간을 해동했을 때 인간의 세포도 이와 같은 상태로 변할 수 있으므로 이를 막거나 복구시켜야 하는데 여기에 청신호가 켜졌다. 바로 나노테크이다. 나노로봇이 해동 중인 인체 내에 투입되어 문제가 되는 세포들을 하나하나 복구할 수 있다는 것이다.

나노테크는 인간이 유용하게 사용할 수 있는 작은 것들을 창조해낼 온갖 물질로 가득 찬 거대한 복주머니로 비유되기도 한다. 나노테크가 이렇게 주목받는 것은 전기적, 화학적, 기계적 또는 광학적으로 이제까지 개발된 어떤 것보다 뛰어난 특성을 가지는 인공 물질을 만들 수 있기 때문이다.

옛날 중국 진나라의 시황제가 불로초를 찾았다는 이야기가 있듯이, 인간의 불로장생不老長生, 생명 연장은 아주 오래된 인간의 꿈이었다. 생명 과학기술과 의학의 발전에 힘입어 인간의 평균 수명도 예전보다 많이 늘어난 상태이고 앞으로는 100세 이상 사는 경우가 그리 어렵지 않을 것이라는 이야기도 있다.

어찌 보면 생명과 자연의 순리를 거스르는 것처럼 비칠지도 모르는 인위적인 불로불사不老不死가 과연 바람직하기만 한 것일까에 대해서는 다른 견해가 있을 수도 있지만, 냉동인간이라는 첨단과학기술을 동원해서라도 생명을 더 이어나가기를 원하는 인간의 욕망은 어찌할 수 없는 것일지도 모른다.

또한 외과 심장수술 등에 활용되고 있는 '저체온 수술법'도 체온을 낮추어서 인간의 신진대사를 거의 멎도록 한다는 점에서 일종의 인공 동면으로 볼 수 있다. 다만 이 경우 수술을 끝낼 수 있는 1~2시간 정도가 저체온을 유지할 수 있는 현재의 수준이며, 그 이상은 견디기 어렵다.

따라서 장거리 우주여행 등에 이용될 정도로 몇 년 이상씩 동면을 취하여 수명과 에너지를 아낀다는 것은 현재의 과학기술로는 아직은 먼 이야기이다. 다만 동물의 동면에 관하여 동면을 유도하는 호르몬 등에 관한 여러 연구가 진행되고 있는데, 그 메커니즘을 정확히 밝혀내고 이를 인간에게도 적용할 수 있는 방법을 확립한다면, 미래에는 동면을 통하여 인간의 수명을 연장시킬 수 있을지도 모른다.

이런 기술들은 마치 고대 이집트 사람들이 영생을 소망해서 시체를 미라로 만들었다면 현대인은 인공 동면술로 시체를 영구 보존하는 방법으로 시체 냉동보존술을 시작했다고 볼 수 있다.

책을 접으며
'웰빙'을 넘어 '웰다잉'의 시대로

　죽음은 살아 있는 모든 생물에게 차별 없이 찾아들기에 죽음은 삶의 그림자이며 우리는 항상 죽음을 직시하며 살아간다. 그래서 지금까지 두려워하거나 불안해하면서 죽음을 기다리며 살기보다는 죽음을 인지하고 죽음을 준비해야 함을 역설했다. 편안한 죽음을 준비하는 일이야말로 삶의 매 순간을 더욱 빛나게 하는 깨달음의 도약이며 삶의 완성이다. 그래서 이제는 웰빙well being을 넘어 웰다잉well dying을 준비하는 시대가 되었다. 이것은 아름다운 끝마무리가 살아온 인생만큼이나 중요하다는 것을 의미한다.

　우리는 종말을 의식하기 때문에 앞날의 목표를 설정하고 그것을 달성하기 위해 노력하며 살아가는 기쁨과 즐거움을 깊이 새길 수 있다. 결국은 죽음이 있는 유한한 인생이기 때문에 더욱 충실하게 살고자 하는 것이다. 그러나 아주 오래된 인간의 꿈이었던 불로장생, 즉 생명 연장의 꿈은 오늘날에도 평균수명 연장, 장기 이식, 냉동인간이라는 첨단과학기술을 동원해서 이어지고 있다. 생명을 더 이어나가고 싶은 욕망은 지금도 각 분야에서 계속되고 있는 것이다.

사후세계의 존재에 대해서는 현자, 철학자, 문학가 등을 통한 수많은 논의가 있어왔지만 아직까지 미해결의 과제로 남아 있다. 임사현상은 죽어가는 과정에 있던 사람의 이야기이지 죽음을 직접 체험한 사람의 증언은 없기 때문이다. 현재 임사현상에 관한 연구는 사후세계가 있다는 현실 체험설, 즉 임사현상은 그 자체가 현실에서 일어난 것이며 이것이 곧 사후세계와 연계된다는 설과 뇌내현상설이 있다. 뇌내현상설은 임사현상의 이미지는 사전기에 몸에 일어나는 산소 결핍이나 뇌 자극물질의 증가에 의한 뇌의 환각작용의 일종이며 사후세계는 증명할 수 없다는 설이다. 이 두 주장은 팽팽히 대립되고 있는데, 정말로 죽었던 사람이 되살아오거나, 아니면 사후세계를 객관적으로 입증할 수 있는 수단이 나오기 전에는 해결이 되지 않을 것이다

이러한 상황을 과학적인 입장에 빗대어 설명하면 과거에 마치 망원경 없이 우주의 신비를 논했던 것과 같다고 할 것이다. 망원경의 발명이 없었다면, 그리고 갈릴레오가 망원경을 통해서 달과 목성을 관찰하지 않았다면, 우리는 아직도 천동설이 옳으니 지동설이 옳으니 하며 논의를 거듭하고 있을지도 모른다.

그러나 오랫동안 많은 사람들은 막연하나마 육체 이외에 영혼이 있을 것이라 믿고 내세에 대해 나름대로 견해를 가지고 예술, 철학, 문학, 종교 등에 반영시켜 문화의 한 부분으로서 발전시켜왔다.

죽음 이후에 대해 확실히 알 수 있는 것은 하나도 없지만 임사현상 체험자들은 한 가지 동일한 이야기를 하고 있다. 즉 일단 죽음의 과정에 들어서면 고통은 없으며, 이승과는 비교할 수 없이 너무나도 아름다운 광경이 펼쳐진다는 것이다. 따라서 죽음에 대해 공포를 갖지 않아도 될 것 같다.

그러나 자살을 시도했다가 미수에 그친 사람들의 체험을 들어보면 아주 캄캄한 곳에서 아무도 자기를 돌보지 않아 심한 고립감에 사로잡히게 되었다고 한다. 자살을 시도한 사람들은 임사현상의 과정에서도 몸 둘 곳이 없는 고독이 계속되었다는 것이다.

이렇듯 임사현상과 사후세계의 문제는 아직 해결하지 못한 죽음과 관계되는 인류의 가장 오래되고 중요한 과제이다. 각 분야의 전문가들이 좀더 관심과 지혜를 모아 연구한다면 머지않아 그 비밀의 문도 열리지 않을까 기대해본다.

인생의 종말이 다가오면 사람은 후회와 한탄에 빠진다. 그것은 인생이 짧아서가 아니라 정말 중요한 것이 무엇인가를 모르고 지내다가 죽음을 앞두고서 비로소 죽음의 진리를 깨닫기 때문이다. 인생은 탄생에서 죽음에 이르기까지 몰랐던 것을 아는 수업의 장이다. 그리고 오늘 우리가 죽음에 대해서 확고한 신념을 갖지 못하고 불안을 느끼는 이유는 죽음의 복잡성 때문이 아니다. 우리 몸 구성의 최소 단위인 세포들이 때가 되면 주저 없이 자기의 몸을 내던져 죽음을 택한다는 사실을 몰랐기 때문이다.

또 살아남아 있는 사람들도 사랑하는 사람이나 가족을 잃으면 실의에 잠기고 죽음을 심각하게 생각하게 된다. 이런 과정에서 사람들은 휴머니즘과 인간애의 근본을 절실히 생각하게 되고, 엄숙해지며, 인생을 어떻게 살아야 할 것인가를 고민하게 된다. 이런 관점에서 본다면 죽음은 인생 최고의 테마인 동시에 최상의 철학을 배울 수 있게 해주는 기회이다.

저자는 의사의 입장에서 수많은 죽음을 지켜보아왔고, 또 법의학자로서 수많은 주검에 내포되어 있는 여러 가지 의문을 풀기 위해 노력해왔다. 그래서 그간 저자가 보고 느낀 경험을 토대로 죽음을 과거, 현재, 미래로 나누어 정리하여 독자 여러분의 죽음에 대한 개념과 사생관死生觀을 수립하는 데 다소나마 도움이 되었으면 하여 이 저서를 집필하게 되었다.

세포들은 일정 기간 우리 몸에 머물면서 자기에게 부과된 사명을 다하다가 더 할 역할이 없어지는 시점에 이르면 새로 탄생되는 세포에게 자리를 양보하기 위해 스스로 자살을 실행한다.

그래서 우리는 평상시에 죽음의 순간을 상상해보고 그 시점에 어떤 모습으로 어떻게 매듭을 짓고 싶은지, 그리고 시신이 어떻게 처리되기를 원하는지 미리 고민해볼 필요가 있다. 특히 불시에 어떤 사고가 닥칠지 모르고 질병에 걸려 갑자기 죽음을 맞이할지 모르는 불안한 삶 속에서 우리는 이제 죽음을 토론하고 죽음을 준비하며 배우는 성숙한 자세가 요구된다.

낙엽과 같은 자연물이나 우리 몸의 세포는 삶과 죽음이 동일선상에 있는 것으로 인식하고 때가 되면 자연스럽게 종말을 맞이한다. 그런 자연의 섭리처럼 인간 또한 삶과 죽음을 자연의 한 부분으로 이해하고 받아들이기를 바라는 마음이다.

덧붙이는 글

이 책을 집필하는 동안에 우리 주변에서 말기 환자의 치료 중단을 놓고 의료의 한계를 넘어 법원의 판단을 요하는 법적 문제로 비화되었다. 원만히 해결되지 않고 언론의 도마 위에 오르게 되어 존엄사가 우리 사회가 풀어야 하는 커다란 과제로 등장했다. 이 과제에 내포된 문제점을 반성하는 한편 해결하는 데 다소나마 도움이 될까 해서 대한민국학술원 통신(제193호 2009년 8월호)에 투고했던 내용을 말미에 첨부한다.

죽음에 대한 인식을 깨우치는 존엄사

우리나라도 고령사회에 접어들면서 죽음의 과정에 들어선 말기 환자에 대한 무의미한 연명 치료는 오히려 환자에게 고통을 줄 뿐만 아니라 가족들에게도 고통과 부담을 가중시키기 때문에 이를 중단해야 한다는 문제를 놓고 찬반양론이 있었는데, 최근 대법원이 임종의료臨終醫療에 대해 내린 판결을 계기로 존엄사에 대한 여론이 뜨겁게 달구어지게 되었다.

김 모 할머니(77세)가 지난해 2월 폐암이 의심돼 기관지 내시경 검사를 위해 세브란스병원을 찾아 조직검사 도중 예상치 못한 과다출혈로 의식을 잃었다. 그 후 할머니는 식물인간 상태로 약 16개월간 인공호흡기에 의존하는 삶을 살게 되었다. 이를 보다 못한 가족들은 소생 불가능 상태에서 단지 연명만을 위한 무의미한 의료라며 거부하고는 인공호흡기를 떼어줄 것을 병원에 호소했으나, 이것이 받아들여지지 않자 법원에 소송을 제기했고 결국은 대법원이 판결을 내리게 되었다.

대법원은 식물인간 상태인 김 할머니의 인공호흡기를 제거해도 좋다는 판결을 내렸다. 그런데 의료진이 인공호흡기를 제거했지만 자발적 호흡이 되살아나 중환자실에 있던 때보다 상태가 호전되자(7월 10일 현재) 존엄사의 문제가 국민들 관심의 초점이 되어 사회적 여론의 도마 위에 오르게 되었다. 그래서 존엄사란 무엇이며 거기에 내포되어 있는 문제점들은 무엇인지 살펴보는 것이 필요하겠다고 생각했다.

존엄사

존엄사Death with Dignity라는 단어는 의학적인 전문용어가 아니라 일반에게 죽음의 의미를 알기 쉽게 전하기 위해 언론이 사용하기 시작한 파생어이다. 김 할머니에 내린 1심과 2심, 그리고 대법원의 판결문에도 존엄사라는 단어는 한 번도 사용한 적이 없고, 단지 '연명 치료 중지' 또는 '무의미한 생명 연장' 이라는 용어를 사용했는데, 이를 보도한 언론이 '존엄사' 로 표현했다.

이렇게 언론이 존엄사라는 단어를 사용하게 된 배경에는 1976년 미국에서 '자연사법 Natural Death Act', '존엄사법 Death with Dignity Act'이라는 말기 환자의 죽음과 관계되는 법이 통과 실시된 사건이 있다. 그 내용에는 일정한 요건을 갖춘 말기 환자는 의사의 처방을 받아 극약을 복용함으로써 자살하는 것을 허용한다는 내용이 들어 있다. 이에 충격받은 국민들이 반대하고 나서자 언어 구사에 능한 정치인들이 '존엄사'라는 용어를 제시했다. 따라서 미국에서 통용되는 존엄사의 본래 뜻은 단순히 '품위 있는 죽음'을 의미하는 것이 아니라 안락사의 의미를 내포하고 있다. 즉 존엄사라는 단어가 사용되어 미화된 이미지를 풍기지만 실제로는 '의사 조력 자살 醫師助力自殺', 즉 '안락사'와 같은 의미이다.

그런데 일본이 존엄사 제도를 받아들이기 위해 사용한 이 용어를 우리의 언론이 그대로 사용했는데, 실제 일본이나 우리의 언론이 원해서 사용한 존엄사의 참의미는 '환자의 죽음을 방지하기 위해 의학적인 최선의 노력을 다했음에도 불구하고 돌이킬 수 없는 죽음이 임박했다면, 무의미한 의학적 연명 치료를 중단하고 사람의 품위를 지키면서 자연스럽게 죽음을 맞이하게 한다'는 의미로 사용한 것으로, 안락사를 허용하는 미국의 존엄사와는 다른 것이다.

의학과 의료에 대한 인식

존엄사에 대한 의문이 사회적인 문제로 비화되면서 비난의 중심으로 떠오른 것이 의사의 역할이다. 의사는 환자의 질병을 진단하고 치료하는 한편 환자가 질병을 이겨낼 수 있도록 도와주는 것이 사명인데, 존엄사의 경우는 아무리 무의미하다고 하지만 의료를 중단한다는 것은 그 의무의 포기로서 이해할 수 없다는 것이다.

또 하나의 문제는 김 할머니의 경우 애당초 병원측은 호흡기를 떼면 짧으면 30분, 길면 3시간 안에 사망할 것으로 내다보았다. 또 "환자는 약 16개월 동안 인공호흡기에 의해 호흡이 유지되고 있었기 때문에 심장발작, 폐렴 등 언제 위급한 증상이 발생할지 전혀 예측할 수 없다"고 덧붙였다. 그런데 인공호흡기를 떼고 목에 낀 가래를 제거하고 영양을 충분히 공급하고 나니 자발호흡이 회복되어 계속 호흡을 하고 있다는 사실이다(7월 10일 현재).

이런 문제를 이해하기 위해서는 의료의 본질에 대해서 잠시 생각해보는 것이 좋을 것 같다. 의학醫學, medical science은 사람의 생명을 다루는 과학이며 학문이고, 의료醫療, medical care는 의학을 토대로 하는 실천이며 시술적인 행동이다. 의료의 실천자는 의사이고 그 대상은 환자이다. 의사의 능력은 여러 요인에 따라 차이가 있을 수 있으며, 의료의 실천에 있어서 더 문제되는 것은 환자인데, 사람은 기계와는 달라 개체차가 있고 특히 병에 걸렸을 때는 그 정도가 더욱 심화되어 전혀 예상할 수 없는 일이 발생하곤 한다.

그래서 선현들은 의료를 인술仁術이라고 했다. 그 의미는 사람을 이해하는 데에는 과학적 지식만으로는 부족하고 예술적인 사고를 지녀야 이해가 원만해진다는 것이다. 즉 의학은 사람 몸속의 신비를 탐구하여 새로운 가치를 창출하는 학문이며 예술은 인간 내면의 아름다움을 찬양하는 개념을 표출하는 작업이다. 이 두 개념을 합쳐서 사람 몸으로 옮기는 작업을 하는 것이 의료이기 때문에 선현들은 의료를 인술이라 표현했던 것이다. 따라서 의학과 예술의 실천인 의료는 과학이 아니라 예술이며 의사는 과학자가 아니라 예술인이라 이해하면 좋을 것 같다.

김 할머니와 같이 지속적 식물 상태persistent vegetative state/PVS가 되어 인공호흡기에 의지해 연명하는 무의미한 의료를 중단하는 것이 인도적이라 해서 인공호흡기를 제거했는데, 예상을 뒤엎고 자발적인 호흡을 계속해 사회적인 물의를 일으킨 예는 세계적으로 많이 보고되고 있다.

그 최초의 예로 가장 논란이 심했던 예가 미국에서 있었다. 1975년 4월 15일 뉴저지 주에 거주하던 당시 21세의 여학생 캐런 퀸란Karen Quinlan이 친구의 생일파티에 가서 진토닉에 진정제를 섞어 마신 것이 화근이 되어 의식을 잃고 PVS에 빠졌다. 그때 가족들은 인공호흡기를 제거해달라는 소송을 제기했고, 대법원에까지 올라가 승소하여 호흡기를 제거했는데 그녀는 9년 동안 생명을 이어가다 30세가 넘어서야 사망했다. 물론 사망 시까지 의식은 한 번도 회복되지 않았다. 따라서 무의미한 연명 치료 중단에는 호흡기만이 아니라 영양 공급도 중단되어야 한다는 의견이 나오게 되었다.

이렇듯 인체의 구조와 기능에는 의학적인 지식으로도 예견할 수 없는 개인차가 심하며 특히 몸의 이상이 나타내는 증상의 차이는 더욱 심해질 수 있어, 단 한 번의 기회밖에 허용되지 않은 죽음의 예후 판단과 임종의료 중단에는 각별한 주의를 요하게 된다.

죽음에 있어서의 자기결정의 중요성

과거와 달리 현대 의료에서는 환자의 자기결정권이 매우 강조된다. 과거에는 환자의 의뢰로 의사는 진료에 성실하게 응하기만 하면 되었는데, 지금은 환자의 진료에 앞서 그 진단명과 환자가 받을 진료의 내용을 설명해주고 환자의 동의를 얻어야 한다. 이것이 '의사醫師의 환자에 대한 설명說明 및 동의同意의 의무義務'로 정해진 것이다. 따라서 '설명 및 동의' 없이 시행한 의료는 전단적專斷的 의료醫療로 규정되며 불법행위로서 처벌의 대상이 된다. 예를 들어 충수염(맹장염) 환자가 찾아와 의사는 진찰 후 아무런 설명과 동의 없이 수술을 했는데, 환자는 완쾌되었다 해도 환자가 고소하면 불법행위가 성립되는 것이다. 즉 설명을 하여 환자가 납득하고 동의하는 것을 법은 환자의 자기결정권 이양으로 본다. 이양받음 없이 진료를 하게 되면 비록 좋은 결과를 얻고 난 후라도 의사는 불법행위자가 되는 것이다.

하물며 말기 환자의 연명적인 의료의 중단에 있어서는 환자의 자기결정권은 더욱 중요시되며 강조된다.

김 할머니의 경우도 가족들은 재판 과정에서 할머니가 수년 전 남편의 임종 때 "내게 안 좋은 일이 생기면 호흡기는 끼우지 말라"고 했다고 증언했으며, 또 드라마에서 인공호흡기를 단 식물인간 장면이 나오면 할머니는 "나는 그렇게 살고 싶지 않다. 남에게 누를 끼치며 살고 싶지는 않다"고 말한 사실을 가족들은 증언했다. 법원은 가족의 증언과 평소 김 할머니의 생활신조를 인정해 이런 상황에서는 할머니가 존엄사를 원했을 것이라고 인정했다.

이렇게 임종의료의 중단에 있어서 본인의 의사를 확인하는데 본인의 직접적인 의사표시(서류 또는 녹음 등)가 없고 주위 사람들을 통한 간접적인 확인인 경우에는 어려움이 따르고 상당한 시간을 요하게 된다. 만일 김 할머니도 자기는 연명만을 위한 무의미한 의료는 받지 않겠다는 확실한 의사표시를 하고 인공호흡기를 달지 않았더라면 오늘과 같은 결과는 초래되지 않았을지도 모른다.

최근에 있었던 예로 김수환 추기경의 경우를 살펴보자. 추기경은 생전에 돌이킬 수 없는 죽음의 과정에 들어섰다는 것이 확인된다면 연명적인 치료는 받지 않겠다는 것을 유서로 남기고 또 동시에 각막도 다른 환자를 위해 기증하겠다는 의사 표시를 명확히 했다고 한다. 따라서 주치의는 연명 치료는 시행하지 않았으며 그분의 각막을 적출해도 시체손괴죄가 성립되지 않았다. 만일 이러한 유서가 없는데 안구를 적출했다면 당연히 시체손괴죄가 성립되었을 것이다.

그래서 '자연사법' 또는 '존엄사법'이 실시되고 있는 나라에서는 환자가 살아 있는 동안에 자의에 의해 작성된 '무의미하고 필요 없는 연명 치료'는 받지 않겠다는 것을 Living will(생전의 의사 표시서) 또는 Directive to physician(의뢰서 또는 제시서), Advance directives(사전 의사 결정서) 등의 형식으로 작성하게 하여 이에 의거하여 치료 중단의 절대적인 구비조건으로 하고 있다.

일본도 1970년대에 존엄사협회가 발족한 후 30여 년 동안 12만 명 이상이 연명 치료에 대한 자기 의사를 밝히는 '존엄사 카드'를 작성하게 하고 있으며, 생전 유언이나 존엄사 카드를 작성한 사람들은 그만큼 죽음의 문제를 더 의식하면서 삶을 진지하게 살게 된다고 했다.

우리의 경우는 법적 사회적 제도가 없기 때문에 모든 병원에서는 환자 차트에 '임종 시 소생술 시행 않음(Do Not Resuscitate)'을 원하는 것인지의 여부를 반드시 기재하도록 해야 할 것이다.

아름다운 끝마무리도 지나온 인생만큼이나 중요하다. 따라서 가장 중요한 것은 말기 환자들이 고통 없이 가족들의 손길을 느끼며 편안하게 세상과 작별할 수 있게 해주는 일이다. 그러기 위해서는 죽음을 토론하고 죽음을 준비하는 것을 배우는 성숙한 분위기가 자리 잡을 수 있게 정부와 교육기관, 그리고 의료단체와 언론단체가 함께 노력해야 한다.

영국의 극작가 버나드 쇼의 비문에는 '내 우물쭈물하다가 이렇게 될 줄 알았다'라고 적혀 있다고 한다. 당하는 죽음보다 맞이하는 죽음을 준비하는 개개인의 마음가짐과 이를 받아들일 수 있는 사회적 제도 마련에 우물쭈물해서는 안 된다는 뜻으로도 해석된다.

참고문헌

영문서적

1. Moody, Jr. R.: *Reflections on Life After Life*, Mockingbird Books, 1977
2. Rhodes, C. & Yedder, C.: *Introduction to Thanatology, Death and Dying in American Society*, Charles C. Thomas Pub Ltd, 1983
3. Kutscher, Austin H. (EDT): *Principles of Thanatology*, Columbia Univ Pr, 1987
4. Leestma, J. E.: *Forensic Neuropathology*, Raven Press, New York, 1988
5. Simonton, O. Carl, Creighton, J., Simonton, S. M., Matthews S., James L. C.: Getting Well Again, *The Bestselling Classic About the Simontons Revolutionary Lifesaving Self-Awareness Techniques*, Bantam Books, 1992
6. Kübler-Ross, E.: *Death is of Vital Importance*, Station Hill, 1995
7. Morgan, John D.: *Readings in Thanatology, (Death, Value and Meaning)*, Baywood Pub. Co, 1997
8. Kendall, M. D.: *Dying to Live*, Cambridge Univ. Press, 1998
9. Nadler, S.: *The Language of Cells: A Doctor and Patients*, E J Books, 2002
10. Balk, David: *Handbook of Thanatology, The essential body of knowledge for study of death, dying, and bereavement*, Meaghe/Routledge, 2007

일문서적

11. 錫谷徹: 死の法醫学, 北海道大学出版会, 1983
12. 渡部豊夫(監): 死學, 二期出版, 1988
13. 日野原, 山本(共編): 死生學, 技術出版, 1990
14. 黒須三恵: 臓器移植法を考える, 法醫学者からみた脳死・臓器移植問題, 信山社, 1994
15. 立花隆: 生, 死, 神秘體驗, 書籍情報社, 1994
16. 形の文化會: 生命の形, 身體の形, 工作舍, 1996
17. 酒井明夫(編): 文化精神醫學序說, 金剛出版, 2001
18. 文國鎭, 上野正彦 共著: 日本の死體, 韓國の屍體, 青春出版, 2002
19. 立川昭二: 生と死の美術, 岩波書店, 2003
20. 文國鎭(上野正彦 譯): 美しき死體のサラン, 青春出版, 2004
21. 上野正彦: 上野正彦の死體論, ＰＨＰ研究所, 2004
22. 押田茂實: 死人に口あり, 実業之日本社, 2004
23. 玄侑宗久: 死んだらどうなるの?, 筑摩書房, 2005
24. 文國鎭 外 共著: 賠償科學概說, 日本賠償科學會, 2006
25. 坂本政道, 植田睦子: ヘミシンク入門, ハート出版, 2006
26. Steiner, R.(著), 中村正明(訳): 醫学は霊学から何を得ることができるか, 水声社, 2006
27. 岩瀬博太郎, 柳原三佳: 焼かれる前に語れ, WAVE出版, 2007
28. 帯津良一: 死を思い, よりよく生きる, 廣済堂出版, 2007
29. 中島義道: 死を哲学する, 岩波書店, 2007
30. 島薗進: 死生学〈1-5〉, 東京大学出版会, 2008
31. 上野正彦: 死體を読む, 新潮社, 2008
32. 上野正彦: 死體を科学する, アスキー・メディアワークス, 2008
33. 坂本政道: 體外離脱體驗, 幻冬舎, 2008
34. 藤井 司: 死體入門!, メディアファクトリー, 2008

국내서적

35. 문국진,《最新法醫學》, 일조각(초판 1980), 개정판, 1997

36. 문국진,《生命倫理와 安樂死》, 여문각(초판 1982), 개정판, 1999

37. 문국진,《새튼이》, 김영사, 1985

38. 문국진,《紙狀兒 1》, 청림출판, 1986

39. 문국진,《法醫檢視學》, 청림출판, 1987

40. 문국진 · 崔鏡 共著,《法醫學》(醫學叢書 Ⅵ), 여문각, 1987

41. 문국진,《生命法醫學》(高大法醫叢書 Ⅳ), 고대법의연출판회, 1989

42. 문국진,《紙狀兒 Ⅱ》, 청림출판, 1990

43. 문국진,《社會法醫學》, 청림출판, 1991

44. 문국진,《臨床法醫學》, 일조각, 1992

45. 문국진,《醫療人間學》, 청림출판, 1993

46. 문국진,《古今無冤錄》, 고려의학출판, 1996

47. 문국진,《명화와 의학의 만남》, 예담, 2002

48. 문국진, 우에노(공저), 문태영(역),《한국의 시체 일본의 사체》, 해바라기, 2003

49. 문국진,《명화로 보는 사건》, 해바라기, 2004

50. 문국진,《명화로 보는 인간의 고통》, 예담, 2005

51. 문국진,《그림으로 보는 신화와 의학》, 예담, 2006

52. 최준식,《죽음, 또 하나의 세계》, 동아시아, 2006

53. 엘리자베스 퀴블러 로스(저), 최준식(역),《사후생》, 대화출판, 1996

54. 진중권,《춤추는 죽음》, 세종서적, 1997

55. 김열규,《메멘토 모리, 죽음을 기억하라》, 궁리, 2001

찾아보기

인명

고갱, 폴 Paul Gauguin ... 100~106
다비드, 자크 루이스 Jacques Louis David ... 97, 98, 230~233
뒤러, 알브레히트 Albrecht Dürer ... 48
레이먼드 무디 2세 Raymond Moody Jr. ... 194
로저, 졸리 Jolly Rodger ... 50
마누엘, 니클라우스 Niklaus Manuel ... 86, 87
마라, 장 폴 Jean-Paul Marat ... 230~233
말체프스키, 자크 Jacck Malczewski ... 92~93
먼로, 로버트 Robert Allan Monroe ... 209
밀레이, 존 에버릿 John Everett Millais ... 76, 77
발둥, 한스 Hans Baldung ... 83, 85
보슈, 히에로니무스 Hieronymus Bosch ... 195~197, 212~217
뵈클린, 아르놀트 Arnold Böcklin ... 50, 51
소크라테스 ... 95~99
슈바베, 카를로스 Carlos Schwabe ... 92
워터하우스, 존 윌리엄 John William Waterhouse ... 88, 89, 94
코르데, 샤를로트 Charlotte Corday ... 231~233
퀴블러 로스, 엘리자베스 Elisabeth Kübler-Ross ... 111, 194
퀸란, 캐런 Karen Quinlan ... 253
테플, 요한네스 폰 Johannes von Tepl ... 43
퓌스터, 알브레히트 Albrecht Pfister ... 44
프로이트, 지그문트 Sigmund Freud ... 84, 149~150, 212
호들러, 페르디낭 Ferdinand Hodler ... 90, 91, 94

용어

[ㄱ]

간접적 안락사 indirect euthanasia ... 140, 145
거고반사擧睾反射 ... 184
거인양외관巨人樣外觀 ... 180
공기전색空氣栓塞 ... 140
관내 분만棺內分娩 ... 187~189
교수형絞首刑 ... 203

[ㄴ]

네크로필리아 necrophilia (시체음욕증) ... 83
뇌사腦死 ... 7, 118, 128~132
뇌사설 ... 128, 132
뇌사 판정 기준 ... 132~134

[ㄷ]

도태사 selective euthanasia ... 139
독당근 ... 99
두부 외상 ... 167

[ㅁ]

마카브르 macabre ... 45, 46~48, 78
마트 여신 ... 224, 225
만돌라 ... 104
메멘토 모리 Memento mori ... 5, 6, 48, 78~81, 83, 84
무의미한 연명 치료 중단 ... 147, 151, 153
문신文身, tatoo ... 15~16, 50, 73~77, 78~81, 82~87
미라 mummy ... 29, 31~33, 52, 58, 223~225, 226~227, 244

[ㅂ]

바니타스 vanitas ... 45, 47~50, 78, 79, 81
'바'와 '카'와 '아크트' 사상 ... 29
방뇨 ... 204
방부 처리 embalming ... 224, 228~229, 231, 234~235, 238, 239
변성의식상태 ... 210
복어알 중독(테트로톡신 중독) ... 124
부분사部分死 ... 108~111
불사의 땅 bauro ... 15
비임의적 안락사 non voluntary euthanasia
... 141

[ㅅ]

사고성 의사 ... 204
사디즘 sadism (가학증) ... 83
사마천의 《사기》 ... 52
사이먼턴 요법 ... 206~207
사전기死戰期 ... 195, 209, 246
사정 ... 204
사후현상死後現象 ... 122, 160, 210
상행성 시강 ... 176
새튼이(일명 '명도' 또는 '태자혼')
... 226~227

생리학적 수명	18
생명의 땅 maura	15
생태학적 수명	18, 19
설명 및 동의의 의무	254
성적 의사	204
세포사細胞死	109
세포사멸	6, 60
소극적 안락사 passive euthanasia	140, 145, 153
소용돌이 spiral	15~16
수반현상론 epiphenomena theory	209
스트리크닌 중독	167
스핑크스의 수수께끼	31
시강屍剛	175~177, 178~179, 232
시경屍痙	177
시독屍毒	181
시랍屍蠟, saponification 또는 adipocere	191
시반	168~175
시활사	6~7
식물 상태 persistent vegetative state/PVS	253
신선사상	51
실비우스 고랑 Sylvian fissure	200
심장사心臟死	117, 122, 131
심폐기능설	7, 128, 132

[ㅇ]

아세틸콜린	121
안락사 euthanasia	8, 135~148, 149~150, 151~153, 154~157, 251
에로스 eros	75, 82~87

엠발밍 embalming	234~235, 236
연금술	52, 53
열사병	167
열성질환	167
영육이원론	46, 88
Y자 절개	237
의료 medical care	252
의수형縊首刑	203
의식의 확대	209
의학 medical science	252
이원론二元論	208
인술仁術	252
인체 냉동보존술 cryonics	240
일사병	167
임사체험臨死體驗, near death experience	193~195
임사현상 near death phenomena	193~201, 205~211, 246, 247
임종의료	249, 255

[ㅈ]

자비사 beneficent euthanasia	138, 142~148, 150
자연사법 Natural Death Act	138, 251, 255
자의적 안락사 voluntary euthanasia	141
장기사臟器死	109
장의사 funeral officer	236, 237, 238
저산소음욕증 hypoxyphilia	203
적극적 안락사 active euthanasia	140
전단적 의료	254
정중절개正中切開	237
존엄사 euthanasia with dignity	138~139,

142, 151~153, 249~256
존엄사법 Death with Dignity Act 138, 251
즉시성 시강 .... 175, 177, 178~179

[ㅊ]

체외이탈體外離脫, out of body experience
.... 194~195, 197, 198, 200, 210
침윤성 시반 171

[ㅋ]

카니발리즘 83
카론 Charon 69

[ㅌ]

타나토스 thanatos ... 75, 82~87, 88~90, 92~93
타의적 안락사 involuntary euthanasia 141
탈분 204
투탕카멘 .... 32~33

[ㅍ]

파상풍 166, 167

패혈증 167
페이스메이커(자동심실수축장치) 121
폐장사 肺臟死 117
피라미드 pyramid .... 29, 30, 33~34
피라미스 pyramis 33

[ㅎ]

하행성 시강 176
혈액취하 168
혈정의식 37
활성산소설 20
힙노스 Hypnos .... 88~90

[A~Z]

Advance directive(사전 의사 결정서)
.... 152, 255
Directive to physician(의뢰서 또는 제시서)
.... 153, 255
Living will(생전의 의사 표시서) 152, 255
Tatoo Art 75
tautau 74